减重

健康体重管理指南

行动

主编◎孙贵香

全国百佳图书出版单位
中国中医药出版社
·北京·

图书在版编目（CIP）数据

　　减重行动：健康体重管理指南 / 孙贵香主编.

北京：中国中医药出版社, 2025. 9

ISBN 978-7-5132-9651-9

　　Ⅰ. R151.4-62；R161-62

　　中国国家版本馆 CIP 数据核字第 2025ZL8186 号

中国中医药出版社出版

北京经济技术开发区科创十三街 31 号院二区 8 号楼

邮政编码　100176

传真　010-64405721

山东临沂新华印刷物流集团有限责任公司印刷

各地新华书店经销

开本 880×1230　1/32　印张 9.375　字数 235 千字

2025 年 9 月第 1 版　2025 年 9 月第 1 次印刷

书号　ISBN 978-7-5132-9651-9

定价　58.00 元

网址　www.cptcm.com

服 务 热 线　010-64405510

购 书 热 线　010-89535836

维 权 打 假　010-64405753

微信服务号　zgzyycbs

微商城网址　https://kdt.im/LIdUGr

官 方 微 博　http://e.weibo.com/cptcm

天猫旗舰店网址　https://zgzyycbs.tmall.com

如有印装质量问题请与本社出版部联系（010-64405510）

减重行动

◆ 健康体重管理指南 ◆

编委会

主　审　何清湖

主　编　孙贵香

副主编　周　芳　谢卫华　熊暑霖　覃明华　肖斌斌

　　　　　符逢春　欧阳峰松　宁伟英

编　委（以姓氏拼音为序）

　　　　　蔡嘉洛　陈碧婷　陈钥彤　段晨晨　凡博砚

　　　　　高欣悦　贺琬雯　洪雯静　胡家宝　黄子泫

　　　　　李　凡　李文龙　李心雨　李欣阳　林佳怡

　　　　　刘　瑛　刘　圳　刘幸媛　刘子毓　卢彦琳

　　　　　吕　茜　吕依芳　罗　佩　罗运花　毛睿齐

　　　　　潘思安　裴思海　邱丽婷　任泓溪　苏可心

　　　　　谭思思　唐春梅　田梦影　王久源　王淑瑶

　　　　　王怡璇　王银鹭　吴若菲　吴泳蓉　阳艳春

　　　　　杨思漫　杨与同　易阿恋　袁潇涵　曾庆佳

　　　　　张　丽　张冀东　张捷荣　张千旭　张诗睿

　　　　　周宸瀚　周慧昕　周凯欣

编写说明 ◆

减重行动
健康体重管理指南

《中国居民营养与慢性病状况报告（2020 年）》显示，我国成年居民的超重率已达 34.3%，肥胖率为 16.4%，二者相加超过了半数人口（总计 50.7%）。同时，儿童青少年超重 / 肥胖率持续上升，肥胖相关疾病的医疗支出占比高达 12%。在这一背景下，2024 年国家卫生健康委员会等 16 个部门联合制定了《"体重管理年"活动实施方案》，指出要"发挥中医药对体重管理的技术支撑作用"。2025 年 3 月全国两会期间，国家卫生健康委员会主任雷海潮表示：实施"体重管理年"3 年行动，普及健康生活方式。目前，体重管理已经被纳入健康中国战略框架，这为解决超重 / 肥胖及相关疾病问题提供了政策支持。

近年来，国家及相关部门相继颁布了一系列为控制体重、普及健康生活方式提供指导的文件，如《中国防治慢性病中长期规划（2017—2025）》《体重控制保健服务要求》《〈中华精准健康传播专家共识〉之公民体重管理卫生健康指南》《超重或肥胖人群体重管理流程的专家共识（2021 年）》《中国超重 / 肥胖医学营养治疗指南（2021）》《中国居民肥胖防治专家共识》《体重管理指导原则（2024 年版）》等；2025 年 4 月，《全国爱卫会关于将健康体重管理行动等 3 个行动纳入健康中国行动的通知》称，决定将健康体重管理行动纳入健康中国行动。以上举措表明了国家对体重管理的重视，并且将营养改善工作正式列入公共卫生服务范畴，提出以政府为主导、全社会共同参与、多部门协调的控制慢性病策略。

在崇尚健康生活方式和养生保健的现代社会，中医药在体重管理领域大有可为。以中医治未病理论为基础，系统构建体重管理的理论与实践体系具有很重要的现实意义，也是引导大众树立正确的体重观念和培养健康生活方式的良好途径。

本书以《"健康中国 2030"规划纲要》为指引，整合多学科理论与实践经验，尤其强调中医药在体重管理中的独特作用，力图为构建科学、规范的体重管理体系贡献力量，最终为提高国民健康水平提供切实可行的解决方案。

《减重行动——健康体重管理指南》编委会

2025 年 6 月 6 日

引言 ✦

减重行动
健康体重管理指南

　　超重/肥胖问题不仅是多种慢性疾病的重要诱因，更是全球性的公共卫生挑战。大量研究表明，超重/肥胖是糖尿病、高血压、高脂血症、多囊卵巢综合征、心脑血管疾病以及结肠癌、乳腺癌等多种疾病的重要危险因素。超重/肥胖对健康的影响不仅限于生理层面，还涉及心理健康层面，如增加焦虑、抑郁和自卑感的发生率，进而全面降低个体的生活质量。从经济角度来看，超重/肥胖问题直接或间接地增加了医疗支出和社会经济负担。

　　《中国居民营养与慢性病状况报告（2020年）》的数据显示：我国成年居民的超重率和肥胖率分别为34.3%和16.4%，与2002年的22.8%和7.1%相比，增幅惊人。更令人担忧的是，6～17岁儿童青少年的超重率和肥胖率分别为11.1%和7.9%，且呈现持续增长的趋势。若不采取有效的干预措施，预计到2030年，我国成人和儿童青少年的超重/肥胖率将攀升至70.5%和31.8%的惊人水平。值得注意的是，这一健康挑战已不再局限于城市地区，农村居民的超重率和肥胖率也在加速上升，甚至有可能超过城市地区，使超重/肥胖成为一个全国性的健康问题。

　　中医体重管理是中医健康管理的分支之一，是以中医治未病思想为核心，运用"中医+"思维，融合中医体质学、饮食营养学、亚健康学等理论，以人为本，制订个性化、多维度的体重管理方案，改善患者异常体重状态，引领患者提升整体健康素养、构建健康生活方式的全周期、全方位的医学服务过程。在体重管理领域，中医理论的"辨证施治""辨体施养"为个性化体重管理提供了科学依据和方法论指导。2025年3月全国两会期间，国家卫生健康委员会主任雷海潮在记者会上，专门用7分钟的时间谈体重管理，并表示将持续推进"体重管理年"行动，推动政府、行业、单位和个人落实好四方责任。一时间，"国家喊你减肥了"成为热议话题，"体重管理""体重管理门诊"等词条频频冲上热搜。

湖南中医药大学体重管理微专业负责人、湖南中医药大学第一附属医院体重管理门诊孙贵香教授带领团队从现实需求出发，编写了《减重行动——健康体重管理指南》。本书主要分4篇，基础篇介绍体重管理的基础知识，误区篇讲解如何避开常见的减肥误区，饮食篇阐述如何"越吃越瘦"，方法篇介绍多种中医特色减肥方法，引导大众高效减脂。此外，全书主要章节后附有"小贴士"，这些小贴士内容丰富实用，或是对章节重点内容的精炼总结，或是延伸出的趣味知识，抑或是一些实践操作建议，以帮助读者朋友们将理论知识灵活运用于生活场景中。本书从大众的健康需求出发，融合中医体重管理理念，系统介绍了科学减重知识，引领大众树立健康减重理念，构建良好的生活方式，科学减重，拥抱健康生活！

《减重行动——健康体重管理指南》编委会

2025年6月6日

目录 ✦

减重行动
健康体重管理指南

基础篇

误区篇

方法篇

WEIGHT LOSS

基础篇

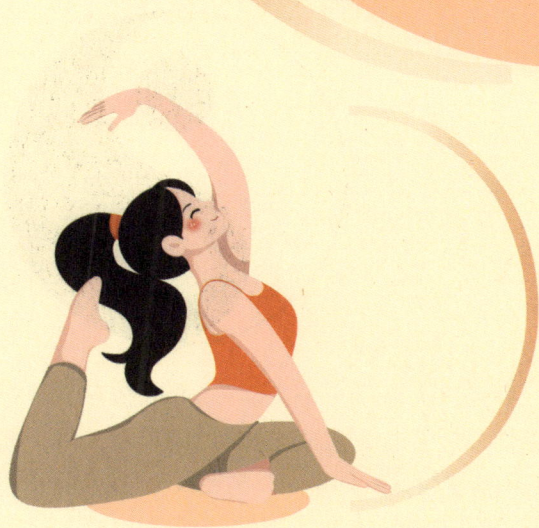

第一章

身体的太极擂台：阴阳失衡攻防战

阴阳：擂台的两位主角

《黄帝内经》云："阴阳者，天地之道也，万物之纲纪。"在中医理论中，阴阳不仅是哲学符号，更是人体健康运作的核心法则。如同自然界中昼夜交替、四季循环，人体内的"阴阳"也构成了一场永不停息的博弈。

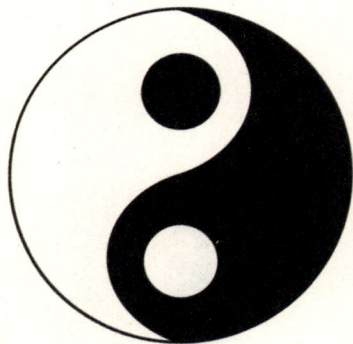

中医学认为，阴与阳是一对相互依存的对立统一体。如果把身体比作一个生态小世界，那么"阴"和"阳"就是这个世界里的两种基础能量模式：阳是"白天模式"，代表推动、温热、活跃的功能（如心跳、代谢、免疫功能等），负责温暖、活动、代谢，主管白天

清醒时的思考、运动和消化；阴是"夜晚模式"，代表冷却、收敛、滋养的形态（如血液、组织、器官的实体结构等），负责滋养、修复和储存，主导夜间睡眠时的细胞修复和能量储备。二者如同太极图的黑白两极，此消彼长，动态平衡；但当二者比例失调时，就会导致"阴阳失衡"。

当代社会，快节奏、高压力的生活方式让越来越多人的身体陷入"阴阳失衡"的困境。当阴与阳的平衡被打破，疾病便会接踵而至。

人的身体就像一座精心设计的擂台，有两种力量在暗中较劲：一种是"阳"，它像火一样充满能量，负责让身体暖起来、动起来；另一种是"阴"，它像水一样温柔、包容，负责给身体"充电"、降温维稳。这对"欢喜冤家"原本配合默契：阳让人白天精神抖擞，阴让人晚上安稳入睡；阳让身体充满活力，阴在无声中滋养身体。但是，现代人熬夜、胡吃海喝、精神压力大，使得擂台中双方的力量不断失衡——终于有一天，一方完全压倒另一方，身体的健康警报就拉响了！

失衡的诱因：内忧外患的夹击

一、生理功能变化

1. 青年期
人体新陈代谢旺盛，阴阳势均力敌，易维持平衡。

2. 老年期
人体中细胞生长迭代减缓，阳气推动力减弱，阴精滋养能力不足，易出现疲劳、畏寒等阴阳失衡的表现。

二、情志内伤

《黄帝内经》指出"百病生于气",情绪剧烈波动会直接影响脏腑,如怒伤肝(肝气郁结化火,导致肝火上炎,引发头痛、目赤等)、思伤脾(过度思虑耗伤脾阴,影响运化功能,从而出现腹胀、食欲不振等症状)等。情绪失调会引发气机紊乱,形成"气滞→血瘀→痰湿"的病理链条。

三、外邪侵袭

六气(风、寒、暑、湿、燥、火)过极则成"六淫",成为可能引发疾病的外邪。例如:寒邪伤阳,寒性收引,阻滞阳气运行,可导致肢冷、腹痛等;热邪耗阴,暑热之邪灼伤津液,可导致口干、便秘等。

四、环境污染

在现代社会中,电离辐射、化学毒素等可被视为新型外邪,它们能通过"热毒伤阴""气滞血瘀""脾肾双损"等途径破坏阴阳平衡,加剧阴阳失调。

五、生活方式不当

1. 作息颠倒

"日出而作,日落而息"是古人顺应大自然昼夜更替规律的真实写照。中医学认为,白天属阳、宜动,晚上属阴、宜静,因此人们需要早睡早起。熬夜违反了"阳气昼夜消长"的规律,子时(23:00—1:00)阳气应入阴分进行修复,而持续觉醒状态迫使阳气外越,导致"阳不入阴"。长期熬夜会耗伤肾中元阳,可引发神疲倦怠、四肢不温、腰腹松软肥胖等。

2. 久坐少动

《素问·宣明五气》指出"久坐伤肉"，脾主肌肉四肢，久坐可致脾阳不运，水湿内停，导致代谢减慢，进而造成肥胖。

3. 饮食偏颇

嗜食辛辣食物助火伤阴，嗜食冷饮冰食损伤脾阳，均可引发阴阳失调、上热下寒等复杂体质；而嗜食肥甘厚味可致脾之运化失职、代谢紊乱，导致肥胖。

失衡三部曲：从警报到崩溃

第一阶段：小打小闹

1. 阳气不足

阳气不足，常表现为恶风畏寒，手足冰冷，喝热水也暖不起来，爬楼梯气喘吁吁，神疲乏力等。

2. 阴液受损

阴液受损，常表现为手足心热，容易口渴，咽干舌燥，皮肤干燥等。

第二阶段：擂台塌陷，诱发疾病

1. 阳气虚损

肺气亏虚，则易感冒、咳嗽；脾阳不足，则易胃痛、腹泻；肾阳亏损，则易小便清长、夜尿频多。

2. 阴液亏虚

若阴液亏虚，身体就像缺乏能源的机器，极易出现各种疾病的前期症状，如更年期潮热等。

第三阶段：阴阳失调，全面失控

1.慢性炎症反复发作

慢性炎症反复发作，如类风湿关节炎、特应性皮炎等。

2.脏腑功能衰退

脏腑功能衰退，如脾虚失运，可导致痰湿型肥胖；肾虚，可导致肾主水功能失职，进而出现顽固性水肿等。

失衡的警报：身体发出的求救信号

信号一：身体代谢失衡

总感觉累但睡不着——阴血不足，"哄不住"乱窜的阳气。

下午困到睁不开眼——阳气续航能力不足。

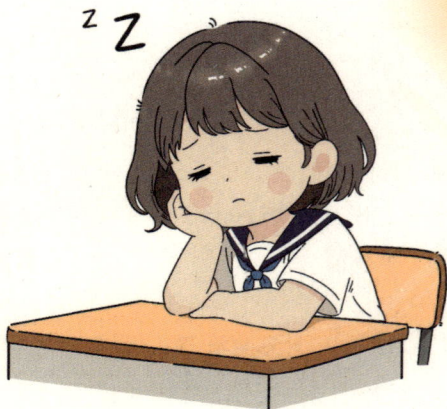

信号二：温度调节失灵

别人穿短袖而你穿棉袄——身体供暖（阳气）不足。

怕冷但胸中似火烧——阴液亏损，虚火冒头，可以想象成锅里的水烧干导致起火。

信号三：情绪如过山车

脾气暴躁，"一点就炸"，或容易生闷气——肝气郁结化火，灼伤肝阴。

感觉体内有把火在烧，但疲倦不想动——肾阳不足，难以温煦脏腑，导致体内阳气不足。

特别提醒　女性更要注意，月经推迟或量少、更年期潮热和痛经都是阴阳失衡在妇科的具体表现。

中医调衡术：教你轻松玩转"人体平衡术"

一、学会"看面相"

健康面色：皮肤红黄隐隐，明润含蓄。　　　　　　　红润型选手

长寿脸：目光有神，三庭匀称，耳大丰满，人中深长。　长寿型选手

阳虚脸：苍白虚肿，舌淡白胖大。　　　　　　　　　冰冷型选手

阴虚脸：潮红紧绷，皮肤干，皱纹多。　　　　　　　干红型选手

肾虚脸：暗沉发黑，眼袋深。　　　　　　　　　　　熬夜型选手

肝郁脸：眉头紧锁，面色发青（易抑郁或烦躁）。　　内耗型选手

脾虚脸：面色萎黄，皮肤松弛易水肿。　　　　　　　痰湿型选手

二、日常调养要自律

1. 饮食均衡

红色食物可以养心，是优质蛋白质和许多无机盐、微量元素的重要来源，代表食物有红豆、红苹果、大枣、红萝卜、番茄、火龙果等。

黄色食物可以健脾，尤其适合患有高脂血症的中老年人食用，代表食物有胡萝卜、黄豆、红薯、小米、玉米、杏等。

绿色蔬菜可以护肝，能够补充人体所需的维生素和膳食纤维，代表食物有西蓝花、青菜等。

白色食物可以润肺敛阴，代表食物有鱼肉、百合、山药、莲藕、蘑菇等。

黑色食物可以补肾，代表食物有黑豆、黑米等。另外，木耳、香菇等还有助于排毒和保护心血管。

2. 起居有常

23：00—3：00是肝胆排毒的时间，子时（23：00—1：00）为胆经当令，此时天地阴气至盛，阳气初萌，人体进入"阴阳交枢"的关键时段；丑时（1：00—3：00）为肝经主时，肝的疏泄、藏血等功能需要在熟睡中完成。因此，23：00前入睡可以促进新陈代谢，调节全身气机，清理代谢废物。早睡早起，晨起适度运动可以升发体内阳气，保持一天精神抖擞。

3. 情志养生

保持心态豁达，少操心、少纠结、少烦躁是健康生活的秘诀之一。调节情绪能够让身体维持气机通畅的状态，从而保障阴阳的动态平衡。情志波动可直接影响脏腑功能，如过喜耗心阳、郁怒阻肝气（损及阴血）、忧思滞脾阳（化生阴液不足）等。长期情绪失调会打破"阳主推动，阴主濡养"的协作关系。通过疏导情绪、静心宁神等方法，可使紊乱的气机恢复升降有序，使阳气温煦适度、阴血滋养充足，实现"阴平阳秘"的健康状态。这样既防情志化火伤阴，又避气郁及脾，久而生寒损阳。

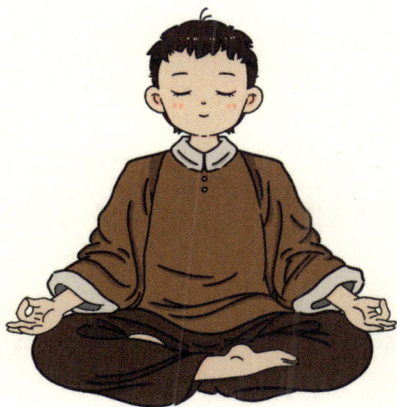

　　和谐之道，生生不息。人体内的阴阳平衡正如太极擂台上的攻守博弈，唯有守住中正平和之道，方能抵御内外邪气的侵袭。中医的智慧启示我们：健康不仅是医疗技术的胜利，更是人与自身、人与自然和谐共生的成果。在现代医学高度发达的今天，回归中医"治未病"的平衡理念，或许是人类对抗疾病最深刻的答案。

第二章
身体的六部衙门：脾转运使的渎职案

脾脏：人体的"转运使"有多重要

在中医理论体系里，人体就像一个精密运转的庞大朝廷，各个脏腑如同朝廷中各司其职的衙门，共同维持着生命活动的正常秩序。其中，脾扮演着"转运使"这一关键角色，负责人体营养物质的运化、输布，对维持身体健康，尤其是体重的平衡起着至关重要的作用。一旦脾这个"转运使"失职，就如同朝廷的运输部门出现问题，各种健康问题，特别是肥胖问题，便会接踵而至。

中医学认为，脾为后天之本，为气血生化之源——这意味着，人体生命活动所需的营养物质，大多依赖脾的运化功能。脾主运化，能促进食物的消化与吸收，转输水谷精微，调节水液代谢。我们摄入的食物，首先在口腔和胃中进行初步消化，然后进入小肠；在小肠中，食物经过各种消化酶的作用，被分解为小分子物质，如葡萄糖、氨基酸、脂肪酸等。脾就像是一个高效的"物流中心"，负责将这些营养物质吸收并运输到全身各个组织和器官，为它们提供能量和养分，维持正常的生理功能。

同时，脾还具有统摄血液的功能，保证血液在血管内正常运行，防止其溢出脉外。

脾在水液代谢方面也发挥着重要作用。它能够将人体摄入的水液进行吸收、转输和布散，维持体内水液代谢的平衡。脾的功能正常，水液就能被合理利用，多余的水分也能及时排出体外；若脾的功能异常，水液代谢则会出现紊乱，导致水湿内生，引发肥胖、水肿等问题。

当脾脏"躺平"：代谢链断裂引发的肥胖灾难

一、水湿内停与肥胖

当脾失职时，其运化水液的功能减弱，水液无法正常代谢，就会在体内停滞，积聚成痰湿。痰湿是一种黏腻的病理产物，它会在体内停滞，尤其容易在皮下、腹部、臀部等部位堆积，导致体重增加，形成肥胖。痰湿属于阴邪，性质偏于黏滞，会阻碍阳气的运行，使身体的代谢变得更加缓慢，进一步加重肥胖问题。很多肥胖的人会感觉身体困重、乏力，舌苔厚腻，大便黏腻不爽，这些都是水湿内停、痰湿阻滞的表现。

二、气血不足与肥胖

脾为气血生化之源，脾失职会导致气血生成不足。气血不足会使身体的代谢功能下降，能量消耗减少。一方面，机体为代偿性储存能量而蓄积脂肪，摄入的食物无法充分转化为能量被利用，多余的部分则会转化为脂肪堆积在体内；另一方面，由于气血不足，气虚推动无力，血行迟滞，身体的各个组织器官得不到充分滋养，功能逐渐衰退，进一步影响新陈代谢，形成恶性循环，导致肥胖越来越严重。例如，一些肥胖的人虽然吃得并不多，但体重却一直降不下来，还伴有面色苍白、头晕眼花、气短乏力等症状，这往往与气血不足有关。

三、运化失常与肥胖

正常情况下，脾能够将食物充分运化吸收，为身体提供充足的营养。当脾失职时，食物的消化和吸收就会受到影响，水谷精微不能够被正常运化而化生气血，未被充分吸收的营养物质也会堆积在体内，转化为脂肪，进而导致肥胖；并且，脾气虚时易导致"胃强脾弱"，出现消谷善饥的虚性食欲亢进表现，形成"越虚越胖"的恶性循环。

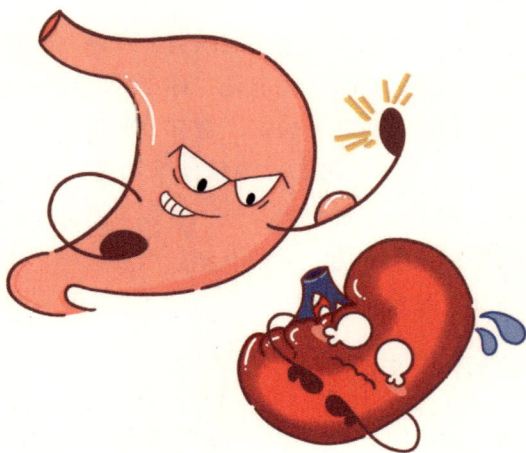

此外，脾失职还会影响肠道菌群的平衡，部分食物无法被完全消化，就会在肠道内发酵、腐败，产生毒素，影响肠道的正常菌群；肠道菌群失调又会进一步加重消化吸收功能障碍，促使肥胖发生及发展。

脾虚"自检表"：身体发出的"警示信号"

一、消化系统症状

脾失职时消化系统症状突出，常表现为对食物缺乏兴趣，甚至见到食物或闻到食物的味道就会恶心呕吐；进食后易出现腹胀、腹痛，食用油腻或难消化的食物后症状加剧；还可能有消化不良、打嗝、反酸、嗳气、大便不成形等表现。此为脾主运化功能失职，食物消化吸收不良，胃肠无法正常传导所致。

二、身体困重与水肿

脾失健运致水湿内停，常表现为身体困重，似负重物，四肢乏力，活动后难以缓解。部分人会出现水肿，多见于眼睑和下肢，按压水肿处可见凹陷且恢复缓慢。如晨起眼睑水肿，或傍晚下肢肿胀，皆因脾运化水湿功能失常所致。

三、精神状态不佳

脾为气血生化之源，脾失职则气血不足，影响大脑功能，使人易疲劳、困倦，即便睡眠充足，白天仍无精打采。此外，气血不足的人还会出现注意力不集中、记忆力下降等情况，影响正常工作和生活。

四、口中异味

脾失健运，运化失常，则口中易有异味。若常感口臭，刷牙后不缓解，或口中有发甜、黏腻感，总感觉不清爽，多因体内痰湿较重，与脾功能失常密切相关。

五、舌象异常

舌象是中医判断身体健康情况的重要依据之一。正常舌象为淡红舌、薄白苔。脾失职时，舌象会有明显改变。若舌淡白，舌苔厚腻，尤其舌中部和根部明显，则提示脾胃有湿，脾运化功能可能出现了异常；舌苔发黄，可能伴有湿热；舌体胖大且边有齿痕，是脾运化失职、水湿内停的典型表现，其中齿痕是因舌体胖大受牙齿挤压而形成，反映了脾运化功能减弱。

六、腹胀、肠鸣

脾运化功能减弱，肠道内气体和液体增多，导致肠道蠕动异常，常有腹胀、肠鸣（肚子咕噜响）等现象，进食后更明显，严重时甚至会影响正常生活和工作。

七、大便异常

正常大便是成形且软硬适中的。脾失职时，大便可稀溏不成形，甚至粘马桶、难冲净；脾运化失常，肠道蠕动无力，可导致便秘。因此，观察大便的形状、颜色和质地，可了解脾功能状态。

脾脏"复工计划"：全方位修复代谢系统

一、饮食调理

日常可适当多吃健脾食物，如山药能够健脾益胃、滋肾益精，可用来煮粥、煲汤等；芡实能够益肾固精、补脾止泻，可与大米煮粥；薏苡仁能够利水渗湿、健脾止泻，适合体内有湿者；白扁豆能够健脾化湿，可炒食或煮食。

应遵循的饮食原则：养成定时定量进食的好习惯，避免暴饮暴食；饮食宜清淡易消化，少吃生冷、油腻、辛辣食物，以免加重脾胃负担；多吃新鲜蔬果，保证营养均衡；注意食物温度；可以适当增加粗粮的摄入量，如玉米、燕麦、糙米等，这些粗粮富含膳食纤维，能够促进肠道蠕动，增强脾胃的运化功能；同时，要保证蛋白质的摄入，选择优质蛋白，如瘦肉、鱼类、禽类、豆类、蛋类、奶类等。此外，还可根据个人体质和季节的不同适当调整饮食，如夏季吃绿豆、苦瓜等清热利湿食物，冬季吃羊肉等温热性食物。

二、运动锻炼

1. 有氧运动

慢跑、快走等有氧运动能促进气血运行和改善脾胃功能，每周3～5次，每次30分钟以上。

2. 传统运动

太极拳、八段锦等传统运动动作缓慢柔和，能调节呼吸，促进气血运行，调养脾胃。

三、中医调理

1. 艾灸

通过艾灸特定的穴位，可以起到温阳健脾、散寒除湿的作用。常用的艾灸穴位有足三里、中脘、脾俞等。每次15～20分钟，每周2～3次。艾灸时要注意掌握好温度和时间，避免烫伤皮肤。

2. 服用中药

在专业医师的指导下，脾胃气虚者，可服四君子汤；脾胃虚弱且有湿者，可用参苓白术散；脾胃虚弱、中气下陷者，可服补中益气丸。

3. 穴位按摩

除足三里、中脘、脾俞等穴位外，还可以按摩内关、公孙、三阴交等穴位，调理脾胃。每个穴位每天按 3 ～ 5 分钟，至感觉酸胀即可。

4. 腹部按摩

双手交叠，以肚脐为中心顺时针按摩腹部，力度适中，至腹部微微发热即可。每次 10 ～ 15 分钟，每天 1 ～ 2 次，按摩时可以配合呼吸，吸气时腹部隆起，呼气时腹部收缩，效果会更好。

四、生活习惯调整

1. 保持良好的情绪

不良情绪会影响脾胃运化功能。平时，我们可以通过听音乐、聊天等缓解压力，用深呼吸等调节情绪。此外，还可以培养一些兴趣爱好，如绘画、书法、摄影等，丰富自己的生活，保持心情愉悦。

2. 睡眠充足

保证每天 7 ～ 8 小时的睡眠时间，避免熬夜，睡前泡热水澡、喝温牛奶，以及听一些舒缓的音乐。这有助于放松身心，提高睡眠质量。

3. 避免贪凉

夏天不要长时间吹空调，空调温度不宜调得过低，一般在 26℃左右比较合适。不要吃过多的冷饮和生冷食物，如冰激凌、冰镇饮料、生鱼片等；可以适当多吃一些温热性的食物，如生姜、大枣、桂圆等，有助于温阳健脾。冬天要注意保暖，尤其是腹部、腰部和脚部，避免寒邪入侵。

第三章
生命的"水利工程"：气血津液失调之谜

揭秘人体的"水利工程"

人体的水液代谢系统繁杂且功能精妙，各部分紧密关联、协同作用，恰似一个设计精巧、布局严谨的"水利工程"。人体的每一项微观生理活动都蕴含着维持机体整体稳态的核心要素。

从中医理论来看，气血如同流动在河道中的液体，承担着濡养全身的重任；津液则像是具有储备和滋养作用的水库。一旦"河道"受阻，或"水库"调节功能失调，人体这一精密"水利工程"便会出现功能障碍。这会干扰新陈代谢等生理过程，体重变化便是其外在表现之一。因此，通过科学手段调节体内气血津液的平衡是实现有效体重管理的重要环节，对减肥起着关键作用。

气滞血瘀：为何脂肪总在局部"违章搭建"

一、气血瘀滞定义

气血是维持人体生命活动的基本物质，气具有推动、温煦、防御、固摄等作用，血则有濡养全身、化神等功能。气滞血瘀指的是气运行不畅，导致血液运行迟缓，甚至瘀滞，不能正常濡养脏腑经络、四肢百骸的病理变化。

二、造成气滞血瘀的因素

1. 情志失调

《黄帝内经》云："百病生于气。"长期情志抑郁、焦虑易致肝气郁结，影响气机运行，形成气滞，进而阻碍血行，引发血瘀。比如长期压力大、心情差的人就容易出现气滞血瘀。

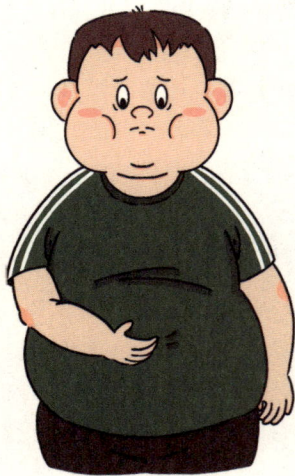

2. 劳逸失度

缺乏运动，气血运行缓慢，气的推动作用减弱，则血易停滞成瘀。长期过度体力或脑力劳动，耗伤气血，或长期从事单一动作工作，影响局部气血运行，最终也会形成气滞血瘀。

3. 饮食失宜

饮食与脾胃功能息息相关。过饱、过饥、饮食偏嗜或不洁，都会损伤脾胃，致使脾胃功能失调，妨碍气血生成与气机升降，逐渐形成气滞血瘀。

4. 外邪侵袭

寒邪凝滞、收引，人体受其侵袭后，血脉收缩，血液流动缓慢，甚至凝结成瘀。另外，风邪、湿邪等外邪侵袭人体，阻滞经络气血，也可间接导致气滞血瘀。

5. 体质偏颇

偏颇体质会干扰气血运行，影响脏腑功能的正常发挥，进而增加气滞血瘀的发生风险。气虚质、气郁质、阳虚质、阴虚质、痰湿质、血瘀质 6 类人群，相较平和质人群更易出现气滞血瘀情况。

三、气滞血瘀与肥胖的关系

痰饮积聚是与肥胖关系最紧密的病理因素，而气滞血瘀在其形成过程中起着重要作用。

在人体生理活动中，气的推动作用对津液代谢至关重要。正常情况下，气助力津液输布以滋养全身。一旦气机郁滞，如肝郁气滞、脾胃气滞，气便难以推动津液，则津液停滞，水湿渐聚成饮，再凝为痰。

血液循环的顺畅与否也与津液输布密切相关。血液循环不畅，脉络瘀阻，津液就不能通过血液均匀地散布全身。停滞在局部的津液与瘀血结合，形成痰瘀。痰湿与瘀血胶着，阻塞经络，阻碍津液代谢和气血运行，如此形成恶性循环，则痰饮进一步增多，最终演变成"痰瘀互结"的复杂情况。

从脾胃功能角度看，脾气主升，负责把水谷精微向上输送，进而滋养全身，胃气主降，推动食物下行消化，而气滞会直接干扰脾胃的升降功能。中医学认为，脾是"生痰之源"，脾气不升，则水谷精微下陷形成湿浊；胃气不降，则食物积滞而生湿热。湿邪又可进一步形成痰饮。痰饮一旦产生，便可随一身之气流窜全身，外而肌肤，内而筋骨、经络、脏腑，全身各处，无处不到。

而痰湿主要从以下几方面影响人体健康，导致肥胖形成。

1. 干扰脾胃的运化功能

脾胃负着运化水谷精微的重任，一旦其功能被痰湿所影响，食物在消化过程中就会状况百出，营养吸收也难以正常进行。那些本应被正常代谢的能量，因无法被及时消耗，便极易转化为脂肪悄然堆积在我们的体内。

2. 阻碍气血的正常流通

当气血运行不畅时，身体各个脏腑就无法得到充足的滋养与温煦，其功能也会随之降低。脏腑功能异常又进一步影响新陈代谢，使得脂肪在体内积聚，最终导致肥胖。

3. 加重水液的代谢失衡

人体水液代谢依靠肺、脾、肾等脏腑的协作。痰湿内生会影响这些脏腑功能的正常发挥，导致水液代谢失衡。水湿在体内大量停聚，形成水肿，导致体重增加，这无疑也是造成肥胖的关键因素之一。

津液失调：身体正在经历的"旱涝灾害"

一、津液失调的定义

津液是人体一切正常水液的总称。津液失调是指人体津液的生成、输布、排泄等环节出现异常，影响人体正常生理功能的一种病理状态。

二、造成津液失调的因素

1. 外感邪气

燥为阳邪，其性干涩，易耗伤津液；温热邪气则具"热盛伤津"特性，热邪燔灼可致高热大汗、口渴欲饮等。二者均通过直接消耗津液破坏水液平衡。

2. 情志失调

长期抑郁、焦虑或暴怒可致肝失疏泄、气机郁结。中医学强调"气行则津行"，气滞则津液输布受阻，停聚化为痰饮水湿。情志郁久还可化火，进一步灼津为痰，形成痰火互结之证。

3. 劳逸失度

过度劳累耗伤气血，气虚则无以化津。长期久坐少动则气血运行迟缓，导致津液输布异常，水湿内停可致虚胖，形成"因懒致痰"的病理循环。

4. 饮食不节

过食辛辣、肥甘食物，或者酗酒，会在脾胃中滋生湿热之邪，像火一般煎灼体内津液。而过食生冷之物会损伤脾阳，导致脾的运化功能失常，从而使水湿停滞。

5. 久病体虚

多种慢性疾病，如肺痨导致的长期咳嗽，消渴引起的多饮、多尿，温热病后期高热等，都会不断耗伤人体的津液，最终引发津液亏损的现象。

三、津液失调与肥胖的关系

人体津液的输布与代谢，依赖脾、肺、肾和三焦等脏腑的协同运作。脾负责运化水液，把饮食中的水分转化为津液输送到全身；肺主宣发肃降、调节水道，推动津液向体表扩散；肾主管水液气化，掌控尿液的生成与排泄；三焦是水液运行的通道，贯穿上下内外。一旦脏腑功能失调，问题便接踵而至：脾虚不能运化，水湿就会在中焦停滞；肺失宣降，津液会壅塞在肌腠；肾气不足，水液代谢缺乏动力；三焦气机不畅，水液输布路径受阻。这些情况可使津液输布出现异常，水湿积聚，进而凝结成痰湿。痰湿质地黏浊，容易与脂质结合，在皮下组织或脏腑间隙沉积，造成膏脂堆积。这是导致肥胖的关键因素之一。

津液的排泄依靠肺、肾和膀胱的气化功能。肺主皮毛，通过宣发作用将津液输送到体表变成汗液；肾司二便，通过气化作用把水液下输膀胱形成尿液。肺气郁闭，汗液排泄减少，津液就会在体内化为水湿；肾阳虚衰，尿液生成或排泄出现问题，水液就会潴留在体内。排泄障碍使体内多余的津液无法排出，形成水肿，或与痰湿、脂浊混合，让人形体臃肿、体重增加。

津液代谢和气血运行相互影响。津液停聚则成痰湿，会阻滞气机，影响血行，造成气滞血瘀；反之，气滞使津液输布无力，血瘀让局部水液代谢出问题，加重痰湿积聚。例如：腹部痰湿过多会阻碍肝脾气机升降，造成脂肪堆积；气血瘀滞又损害脾肾功能，降低水液运化效率。这种"痰湿—气滞—血瘀"的恶性循环，让肥胖变得顽固，如腰腹赘肉很难消除，还会伴随新陈代谢变慢，造成"越胖越虚，越虚越胖"的局面。

"水利工程师手册"：疏通身体的两大黄金法则

一、定期"清淤"和"泄洪"

"清淤"是指通过运动健身等促进机体气血运行，改善"气血瘀滞"和"津液失调"状态，提高新陈代谢，让脂肪更高效地燃烧。运动应掌握循序渐进的原则，起初可在阳光下进行轻柔和缓的运动，如太极拳、八段锦等；随后适当增加有氧运动，改善心肺功能，如快走、慢跑等。

"泄洪"是指通过饮食调理，健脾利湿，通调水道，促进体内多余的水液排出。常见的利水食物有薏苡仁、赤小豆、冬瓜（含冬瓜皮）、玉米须、海带、白萝卜、生姜等。烹调方式应以蒸、煮、炖为主，避免油炸、煎烤加重痰湿。

饮食调理要长期坚持，并与运动、作息相配合，方能达到"淤去洪消"、体重下降的目的。

二、避免"人工破坏"

"人工破坏"主要包含寒湿侵袭和情志不遂两类。

1. 寒湿侵袭

尽量做到少食或不食生冷食物与饮品，防止寒湿从口而入。避免长期居住在阴冷潮湿的环境中（如地下室），重点保护腰腹、下肢，使其免受寒湿之害。

2. 情志不遂

及时疏解情绪，可多参加团体活动，积极社交，还可通过倾诉、写日记等方式，及时释放压力，切不可压抑情绪。同时，规律作息也十分关键。避免熬夜，尽量在23：00前入睡，顺应肝经、胆经当令时间（23：00—3：00）以助肝血归藏，使肝脏疏泄有序。

小贴士 减肥不是"抽干河水"，而是"治理生态"

盲目节食仿若"粗暴截流"，短时间能够达到减重的效果，却破坏了身体代谢"水利工程"，终致反弹。科学地进行体重管理，则须通畅气血"河道"，平衡津液"水库"，让脂肪如淤泥般被冲走，使体重回归健康水平。

第四章

出厂设置说明书：肥胖缘由解析

肥胖代码：身体的"出厂设置"

你是否曾经有过这样的困惑：为什么有些人喝水都会胖，而有些人怎么吃都不会胖呢？这看似不公平的体质差异，其实并非玄学，其根源深植于每个人独特的"出厂设置"——基因和基础生理构造，也就是我们的体质特点。其中，关乎肥胖易感性的关键"代码"，如同隐藏的程序指令，默默影响着身体新陈代谢效率、能量消耗方式以及脂肪储存倾向，这正是体重管理的核心所在。

这些先天"代码"并非不可解读的命运枷锁。理解它们，恰恰是开启更科学、更个性化体重管理大门的钥匙。接下来，让我们一同深入解析这些神秘的生理"指令"，探索它们是如何运作的，以及我们如何才能在尊重个体差异的基础上，找到更精准、更有效的健康体重管理方式，让身体这台精密的"机器"运行得更顺畅。

西医解码：肥胖的"硬件配置"

一、基因编码：你的"易胖程序"

遗传因素在肥胖中扮演着重要角色，它也就是我们的"初始代码"。研究表明，如果父母双方都肥胖，子女肥胖的概率为70% ～ 80%；若父母一方肥胖，子女肥胖的概率也有40% ～ 50%。人类基因组中已确认有超过50个与肥胖密切相关的基因位点，它们就像预先编写的"代谢程序"，影响着我们的体重调节系统。某些基因变异会影响身体的能量代谢、脂肪存储和食欲调节。比如FTO基因，携带此特定变异基因的人，可能食欲更旺盛，脂肪存储效率更高，但基础代谢率却更低，就像身体被设定为更易囤积脂肪的模式。了解遗传因素，不是让我们对体重管理望而却步，而是提醒我们要更早、更积极地干预，因为体重管理不仅是个人的课题，更是一个家庭，乃至一个时代的长久课题。基因负载的是"可能性"，而非"必然性"。通过精准的生活方式干预，即使高遗传风险者也能将肥胖率降低50%以上。了解自己的基因编码，就是掌握了体重管理的"源代码"。

二、代谢系统：你的"燃脂引擎"

人体的代谢系统就像一座精密的"能量处理工厂"，它决定着人体摄入的热量是被燃烧还是储存为脂肪。这与以下3个因素密切相关。

（一）基础代谢率

1. 定义

基础代谢率（basal metabolic rate，BMR）是人体处于基础代谢状态下，每小时每平方米体表面积（或每千克体重）的能量消耗。它反映了人体在清醒、极端安静状态下，排除肌肉活动、环境温度、食物消化及精神紧张等因素影响后，维持生命基本活动（如呼吸、心跳、细胞更新）所消耗能量的情况，占每日总能量支出的 60% ～ 70%。基础代谢率计算方法（Gale 法）：基础代谢率 %=（脉率 + 脉压）–111。我国正常人体基础代谢率平均值见表 1-1。

表 1-1 我国正常人体基础代谢率平均值 [kJ/（m^2·h）]

年龄（岁）	男性	女性
11 ～ 15	195.5	172.5
16 ～ 17	193.4	181.7
18 ～ 19	166.2	154.0
20 ～ 30	157.8	146.5
31 ～ 40	158.6	146.9
41 ～ 50	154.0	142.4
51 及以上	149.0	138.6

2. 影响因素

（1）肌肉量：人体 1kg 肌肉每天消耗的能量约为 13kcal（1kcal ≈ 4.18kJ），而 1kg 脂肪仅消耗 4kcal，所以肌肉量高的人 BMR 比肌肉少的人高。这也意味着在摄入量相同的情况下，前者更不容易有热量盈余，而后者相对更易储存脂肪，从而导致肥胖。

（2）甲状腺功能：甲状腺激素三碘甲状腺原氨酸（triiodothyronine，T$_3$）和甲状腺素（thyroxine，T$_4$）在人体代谢过程中起着"油门"的作用，能够加速能量消耗，维持正常的基础代谢率。如果甲状腺功能减退，激素分泌减少，BMR 可能下降 30% ～ 50%，导致机体能量消耗减少，则容易出现体重增加、脂肪堆积等问题。相反，甲状腺功能亢进会导致代谢过快，使人体消耗更多热量，体重下降明显。

（3）年龄：BMR 基本上随着年龄增长而下降。研究表明，BMR 每 10 年下降 1%～2%。这意味着，如果不进行任何干预，人在 30 岁以后，每年可能会自然增重 0.5～1kg。这主要是由肌肉流失、激素水平变化以及细胞活性降低等所导致。因此，随着年龄增长，保持良好的运动习惯、增加肌肉量、调整饮食结构，对维持健康体重尤为重要。

（4）性别：在相同的体重和体形下，男性的基础代谢率通常比女性高 5%～10%。这主要归因于睾酮（雄激素）的作用，它能够促进肌肉合成，提高能量消耗。雌激素则倾向于促进脂肪储存，使女性较男性更容易积累脂肪。此外，男性的肌肉比例通常较高，脂肪比例较低，这也是他们 BMR 较高的原因之一。因此，在相同的饮食和运动水平下，女性更容易出现体脂上升的情况，需要更注重力量训练和蛋白质摄入，以维持正常的代谢水平。

3. 优化策略

（1）力量训练：每周 2～3 次抗阻运动（深蹲、硬拉等复合动作效果更佳），增加肌肉量。

（2）补充蛋白质：每日摄入蛋白质 1.2～1.6g/kg，如 60kg 体重的人每日需要摄入 72～96g 蛋白质。

（3）检查甲状腺：若长期怕冷、乏力、体重难降，建议筛查促甲状腺激素（thyroid–stimulating hormone，TSH）、游离 T_3（FT_3）、游离 T_4（FT_4）。

（二）胰岛素敏感性：糖代谢的"开关"

1. 定义

胰岛素是由胰腺内的胰岛 β 细胞分泌的一种激素，是人体内唯一能够直接降低血糖的激素，同时具有促进糖原、脂肪和蛋白质合成的作用。胰岛素敏感性是指机体对胰岛素的反应效率。

正常情况下，人体对胰岛素为高敏感性，仅需少量胰岛素即可有效调控血糖，减少脂肪储存，降低代谢疾病风险。而肥胖人群大多对胰岛素呈低敏感性，即我们常说的"胰岛素抵抗"（身体对胰岛素的反应性降低，需要分泌更多的胰岛素才能使血糖维持在正常水平）。胰岛素敏感性越低，血糖越易转化为脂肪，长期可导致高胰岛素血症、肥胖、2 型糖尿病及心血管疾病。

2. 胰岛素抵抗的典型表现

（1）腰围超标（男性 ≥ 90cm，女性 ≥ 85cm）：腹部脂肪堆积，致胰岛素受体密度降低、敏感性下降，则易产生胰岛素抵抗。

（2）餐前低血糖，餐后犯困：部分患者如果没有按时进餐，会出现低血糖的症状，如心慌、手抖、出冷汗和极度饥饿感等；餐后由于血糖剧烈波动导致大脑供能不稳定，从而出现困倦的症状。

（3）黑棘皮病：主要表现为皮肤皱褶部位及颈部呈天鹅绒样及乳头状瘤样黑色素沉着和过度角化。

3. 科学机制

当细胞对胰岛素不敏感时，胰腺会分泌更多的胰岛素来强制降低血糖。过量的胰岛素会抑制激素敏感性脂肪酶（hormone-sensitive lipase，HSL）活性，导致脂肪难以被燃烧；同时激活脂蛋白脂肪酶（lipoprotein lipase，LPL），促进葡萄糖转化为脂肪囤积（尤其在腹部）。

4. 改善方案

（1）低血糖指数（glycemic index，GI）饮食：用糙米代替白米饭，选择全麦面包而非精制面包。

（2）间歇性断食："16+8"轻断食可提高胰岛素敏感性。"16+8"饮食法意为保持 16 小时空腹期，三餐在 8 小时内进食完毕（如 9：00 吃早餐，晚餐在 17：00 前完成）。

（3）补充铬和镁：铬（200μg/d）能够增强胰岛素效能，镁（400mg/d）能够改善糖代谢。

（三）肠道菌群：隐形的"能量收割机"

肠道内有数万亿微生物参与食物消化，其中某些菌株能"劫持"更多热量供宿主吸收。

1. 易胖菌群的特征

（1）厚壁菌门 / 拟杆菌门比例高：厚壁菌擅长分解复杂碳水化合物，提取额外能量。有实验表明，移植肥胖者菌群的小鼠体重增加更快。

（2）普雷沃菌过多：与高碳水化合物饮食相关，可以引起炎症和促进脂肪储存。

（3）阿克曼菌缺乏：该菌可增强肠道屏障功能，减少脂多糖（lipopolysaccharide，LPS）入血引发的慢性炎症（肥胖关键诱因）。

2. 菌群调控方法

（1）膳食纤维：每日摄取 30g 以上的膳食纤维（如燕麦、奇亚籽、菊粉），喂养益生菌。

（2）发酵食品：酸奶（无糖）、泡菜、发酵茶饮等可为人体提供活性益生菌。

（3）避免人工甜味剂：三氯蔗糖等可能抑制有益菌生长。

（4）粪菌移植（fecal microbiota transplantation，FMT）：针对严重菌群失调者（需由专业医疗机构操作）。

代谢不是固定程序，而是一套可被环境和行为"重新编程"的动态系统！

中医解码：肥胖的"系统运行模式"

中医学认为，肥胖的病因病机包括：饮食不节，长期过食肥甘厚味、辛辣醇酒等，超出脾胃运化能力，致使水谷精微不能正常输布，聚集成膏脂痰浊，堆积在体内而致肥胖；缺乏运动，长期久坐少动，使气血运行不畅，脾胃运化功能减弱，水谷精微不能化为气血，反聚为痰湿脂膏，形成肥胖；情志失调，肝郁气滞，影响脾胃运化，使水液代谢失常，聚湿生痰，或思虑过度，耗伤脾气，导致脾失健运，痰湿内生，引发肥胖；脏腑功能失调，脾气虚弱，运化失司，水湿痰饮内停，导致肥胖，或肾阳不足，不能温煦脾阳，影响水液代谢，聚湿成痰而成肥胖。

由此可见，痰湿质、气虚质和湿热质是肥胖人群主要的体质类型，可兼见阳虚、血瘀体质。这为应用中医体质学说辨识体质类型，通过调整体质偏颇来预防和治疗肥胖及其并发症提供了理论依据。同时，被辨识为这3种偏颇体质的人群，也应引起高度重视，积极摄养，未病先防。本文将重点论述痰湿质、湿热质和气虚质这3种体质类型肥胖人群的特点。

一、痰湿质

痰湿质是由于津液运化失司，痰湿凝聚，以黏滞重浊为主要特征的体质状态，是一种常见的中医体质类型。该体质者性格偏温和、稳重谦恭，多善于忍耐，对梅雨季节及潮湿环境适应能力差。痰湿质与糖尿病、高血压、冠心病、肥胖、中风等疾病的发生有密切关系。该体质特征为体形肥胖，腹部肥满松软，面部皮肤油脂较多，多汗且黏，胸闷，痰多；或面色淡黄而暗，眼胞微浮肿，容易困倦；或口黏腻或甜，身重不爽，舌体胖大，舌苔白腻，脉滑；或喜食肥甘，大便正常或不成形，小便不多或微混。

二、湿热质

湿热质是体内湿热蕴结的一种中医体质类型，常由饮食不节、环境湿热及情绪因素所致；多见于喜食辛辣、油腻、甜腻食物或酗酒者，湿热地区居民，以及情绪不佳者。该体质特征为体形偏胖者多面垢油光，易生痤疮，口苦口干，心烦倦怠，身重，急躁易怒，大便黏滞不畅或燥结，小便短黄，男性易阴囊潮湿，女性易带下增多，舌质偏红，舌苔黄腻，脉滑数。

三、气虚质

气虚质是指人体的生理功能不良，体力与精力明显缺乏，稍微工作和活动后就感觉疲劳不适的一种状态，其形成与脾、心、肺、肝4脏密切相关。本体质者常因一身之气不足而易受外邪侵袭。该体质偏虚胖者多肌肉松软，平素气短懒言，语音低怯，精神不振，容易疲乏，易出汗，面色萎黄或淡白，目光少神，口淡，唇色少华，毛发不泽，头晕健忘，大便正常，或虽有便秘但不结硬，或大便不成形，便后仍觉未尽，小便正常或偏多，舌淡红，舌体胖大、边有齿痕，脉虚缓。

后天的生活方式如同不断改写肥胖体质代码的程序。不合理饮食是肥胖的关键因素，长期摄取高糖、高脂肪、高热量的食物，远远超出身体消耗量，多余的热量就会转化为脂肪而堆积。如经常吃油炸食品、甜品，喝含糖饮料等，这些不良饮食习惯会逐渐改变身体代谢环境，不断强化肥胖体质。运动量不足也是重要的"改写"因素。现代生活中，久坐不动成为常态，工作时长时间坐在办公桌前，出行依赖交通工具，回家后又长时间坐着看电视、玩游戏，身体消耗的能量大幅减少，肌肉量也会因缺乏运动而逐渐减少，基础代谢率随之降低，身体消耗脂肪的能力变弱，就容易出现肥胖问题。

　　肥胖体质的形成是多种因素共同作用的结果，既有先天遗传因素的影响，也有后天生活习惯的作用。通过中西医结合的方法，我们可以更全面地管理体重。记住，每个人的"出厂设置"不同，找到适合自己的体重管理策略，才是健康生活的关键。

WEIGHT LOSS

误区篇

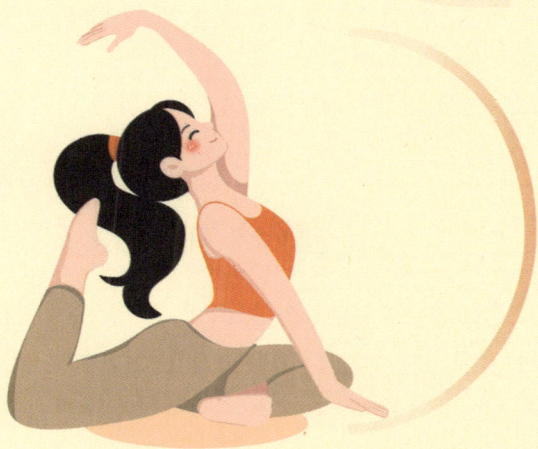

第一章

过度节食:"饥荒模式"陷阱

过度节食减肥快,损害健康不可取

当下有很多热门的快速减肥法标榜自己"控制饮食,疯狂掉秤",强调"极端地控制进食,不需要或只需要少量的运动,省时又省力"。对不少减肥者来说,"一夜暴瘦"似乎不再是梦!然而,追求快速瘦身而采取极端节食的方式,看似捷径实则暗藏危机。过度节食会让人体陷入"饥荒模式",不仅基础代谢率骤降,还会出现激素紊乱、营养不良、心理问题等,长此以往,还会引发一系列代谢疾病。真正的健康减重,应当从恢复代谢平衡入手,而非以透支身体为代价。本章将为大家剖析过度节食的真相与潜在风险,并推荐一些切实可行、安全可靠的减重方法。

解密"饥荒模式"

古时候,绝大多数人都是"吃了上顿愁下顿"。人类为了应对食物短缺,进化出了"饥荒模式"。"饥荒模式"是指身体在长期能量摄入不足的情况下,自动降低基础代谢率,以减少能量消耗的一种生理状态。

　　节食减肥在短期内看似有效，实则可能引发"代谢反噬"。当身体长期处于能量不足状态，会触发"生存保护机制"——相当于身体自动调低每日能耗，导致基础代谢率大幅下降；肌肉分解加速，导致体形松垮；同时因营养失衡出现脱发、免疫力下降、月经失调等问题；更危险的是，极端节食易诱发暴食倾向和胰岛素抵抗，恢复饮食后身体会报复性储存脂肪，形成"越减越难瘦"的恶性循环，甚至因代谢紊乱导致肝脏脂肪堆积，出现脂肪肝。健康减重应注重膳食均衡与代谢维护，而非单纯削减热量。

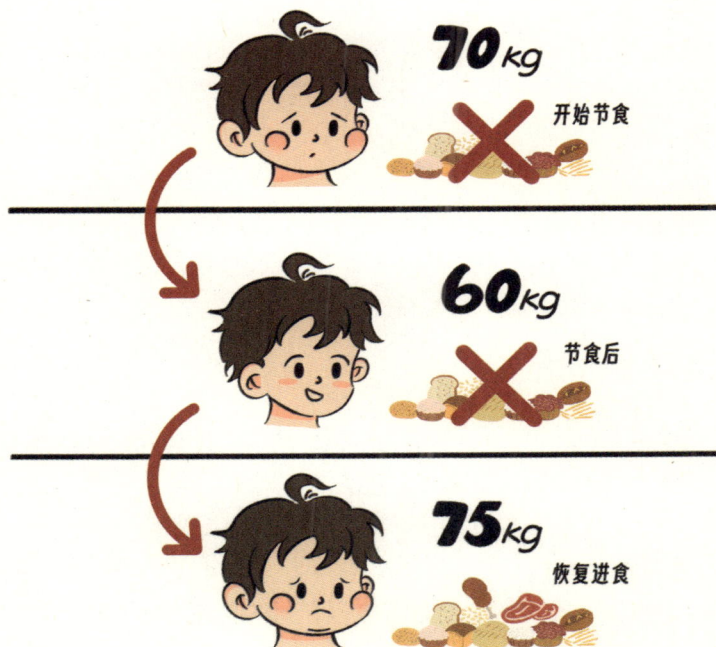

"饥荒模式"的六大风险

一、代谢降低

身体为了节省能量，降低基础代谢率，仅维持基本生命活动所需的能量，导致减肥效果变差。

二、肌肉流失

身体分解肌肉中的蛋白质以获取能量，导致肌肉量减少，进一步降低代谢率，形成恶性循环。

三、脂肪增加

身体变得更加"节俭"，将有限的能量优先储存为脂肪，以备未来可能的"饥荒"，使减肥更加困难。

四、激素失调

身体分泌更多的饥饿激素（如胃饥饿素），减少饱腹激素（如瘦素），导致食欲增加、暴饮暴食。

五、营养不良

过度节食除了导致蛋白质、脂肪和糖摄入失衡外，维生素和矿物质摄入不足也会引发各种健康问题。

六、心理影响

长期过度节食可能引发进食障碍，如厌食症或暴食症；能量不足则会导致情绪低落、焦虑或易怒。

如何破解"饥荒模式"

一、控制速度

国家卫生健康委发布的《体重管理指导原则》（2024 年版）对减重计划的实施，提出了"长期坚持、循序渐进"的原则。《体重管理指导原则》推荐的减重目标见表 2–1。

表 2–1　《体重管理指导原则》推荐的减重目标

人群	减重目标
超重或轻度肥胖者 （24.0kg/m² ≤ BMI<32.5kg/m²）	①每周减轻体重 0.5 ～ 1kg ②每月减轻体重 2 ～ 4kg ③6 个月内减轻当前体重的 5% ～ 15% 并维持
中、重度肥胖者 （BMI ≥ 32.5kg/m²）	①设立周、月目标，定期评估体重、体脂率等指标 ②按减轻现体重的 5%、10%、15% 划分阶段性减重目标，周期为 3 ～ 6 个月

二、均衡饮食

1. 营养素比例推荐

为了满足身体的基本需求，不仅要确保摄入足够的蛋白质、脂肪和碳水化合物（表 2–2），还需要保证矿物质、维生素的摄入。

表 2–2　适用于减肥人群的每日营养素分配示例（以每日 2000kcal 为例）

营养素	推荐比例	热量（kcal）	重量（g）
蛋白质	30%	500	125
脂肪	20%	500	56
碳水化合物	50%	1000	250

2. 注意事项

根据个人体重、活动量和减肥目标不同，总热量摄入可能有所不同。下表根据个人情况和职业差异，提供了相应的热量摄入建议（表2-3）。

表2-3　不同人群热量摄入建议

劳动强度	职业举例	每千克体重所需热量（kcal）		
		消瘦	正常	肥胖
轻体力劳动	以静坐、站立为主，如办公室职员、营业员、学生、教师、售货员等	35	30	20～25
中体力劳动	工作性质在常温下不易出汗，如电工、木工、管道工、司机、医生等	40	35	30
高体力劳动	工作性质在常温下容易出汗，如农民、建筑工人、采矿工人、装卸工人、炼钢工人、舞蹈者等	40～45	40	35

不同职业每日所需热量不同，该表尚需配合标准体重来计算。男性标准体重（kg）=［身高（cm）-80］×70%；女性标准体重=［身高（cm）-70］×60%。每日所需总热量（kcal）=标准体重（kg）×每千克体重所需热量（kcal/kg）。根据以上算式即可得出每日需要摄入的总热量。

美国国家医学院建议：女性每日最低热量摄入为1200kcal，男性为1500kcal。避免极端节食，并可采用渐进式减少热量摄入的方法。三餐的食物能量分配及间隔时间要合理。一般早、晚餐各占30%，午餐占40%，两餐的时间间隔以4～6小时为宜，如将早餐安排在6：30～8：30，午餐11：30～13：30，晚餐18：00～20：00。

三、适量运动

运动是避免"饥荒模式"的重要手段之一。运动可以防止身体通过分解肌肉来获取能量，肌肉量的增加又可以维持或提高基础代谢率，促进脂肪燃烧。同时，运动还可以调节胃饥饿素和瘦素，减少食欲波动。以下是两类运动方案推荐以及结合力量训练和有氧运动的每周运动计划示例表（表2-4、表2-5）。

表 2-4　运动方案推荐

运动方案	力量训练	有氧运动
推荐动作	深蹲、硬拉、卧推、引体向上、俯卧撑、哑铃或杠铃训练	快走、慢跑、骑自行车、游泳、跳绳、椭圆机训练等
作用	避免肌肉流失，维持代谢率	燃烧脂肪，提高心肺功能
目标	每周训练 2～4 次 每次做 3～4 组，每组 8～12 次	每周进行 3～5 次 每次 30～60 分钟

表 2-5　周运动计划示例表

时间	运动内容	时长
周一	力量训练（全身）+ 快走	60 分钟
周二	高强度间歇训练	30 分钟
周三	休息或轻松瑜伽	30 分钟
周四	力量训练（下半身）+ 慢跑	60 分钟
周五	有氧运动（游泳或骑自行车）	45 分钟
周六	力量训练（上半身）+ 快走	60 分钟
周日	休息或轻松散步	30 分钟

四、心理支持

必要时可向心理咨询师寻求专业帮助，避免因减肥压力导致的心理问题，在轻松愉快的心情里遇见更好的自己。

小贴士 长期坚持，循序渐进

　　过度节食不仅无法实现长期减肥目标，还会对身体健康造成严重危害。科学减肥需要均衡饮食、适量运动和规律作息相结合。希望各位读者能够摒弃极端减肥方法，选择科学、健康的减肥方式，拥抱健康生活。

第二章

极端饮食：营养失衡骗局

极端饮食风潮起，健康隐患需警惕

近年来，各种"网红饮食法"层出不穷，从"生酮饮食"到"单一食物减肥法"，再到"全天断碳水"，各类极端饮食模式借助社交媒体迅速流行起来，纷纷以"快速见效""无须运动"为噱头吸引大众。然而，这些极端的饮食方式看似高效，实则暗藏着营养失衡的危机，长期执行可能导致营养不良、代谢紊乱、免疫力下降，甚至引发慢性疾病。更令人担忧的是，极端饮食的短期效果往往以牺牲长期健康为代价——从脱发、闭经到肝肾损伤，代价远超想象。本章将深入解析极端饮食的认知误区与潜在风险，揭开其"高效"背后的真相。

揭示营养失衡的真相

人体需要蛋白质、脂肪、碳水化合物三大营养素，以及维生素、矿物质等微量营养素的协同作用，才能维持正常的生理功能。营养失衡是指人体摄入的营养素（如维生素、矿物质、蛋白质、脂肪、碳水化合物等）在种类、数量或比例上不均衡，既包括某种营养素的缺乏（如缺铁、缺维生素 B_{12}），也包括某些营养素的过量摄入（如高糖、高脂饮食）。极端饮食往往过度限制或完全剔除某一类营养素（如碳水化合物或脂肪），打破营养平衡，导致身体进入"危机模式"——代谢路径被迫改变，脏腑负担加重。短期减重的背后实为健康被透支。

营养失衡的五大健康警报

一、代谢紊乱

长期低碳水化合物饮食可能导致酮症酸中毒；过量摄入蛋白质会加重肾脏负担，诱发尿酸升高或痛风。

二、免疫力下降

维生素 A、维生素 C、锌等摄入不足会削弱免疫细胞活性，增加感染风险。

三、内分泌失调

脂肪摄入过少影响性激素合成，女性可能出现月经紊乱，甚至闭经，男性则可能出现睾酮水平下降。

四、认知功能受损

大脑依赖葡萄糖供能，长期断碳水化合物会导致注意力不集中、记忆力减退，甚至情绪抑郁。

五、反弹与暴食

身体因长期营养匮乏触发"补偿机制"，使食欲失控，复胖概率在 80% 以上。

如何跳出营养失衡陷阱

一、遵循均衡膳食原则

1.营养素供能比例

世界卫生组织（World Health Organization，WHO）建议，成年人每日营养素供能比例应接近碳水化合物 50% ~ 65%，脂肪 20% ~ 30%，蛋白质 10% ~ 15%（表 2-6）。

表 2-6 营养素供能比例（以每日 1800kcal 为例）

营养素	供能比例	热量（kcal）	食物示例
碳水化合物	55%	990	糙米 200g，红薯 150g，燕麦 50g
脂肪	25%	450	橄榄油 20g，牛油果半个，坚果 30g
蛋白质	20%	360	鸡胸肉 150g，鸡蛋 2 个，豆腐 100g

2.注意事项

（1）根据活动量、体重动态调整总热量，女性每日不低于 1200kcal，男性不低于 1500kcal。

（2）优先选择全谷物、优质蛋白（鱼类、豆类等）及不饱和脂肪（深海鱼、坚果等）。

二、拒绝"一刀切"饮食法

1. 生酮饮食

短期可能减重，但长期高脂低碳饮食易引发心血管疾病，因此生酮饮食需要在专业医师的指导下进行。

2. 单一饮食法

如果只吃水果或蔬菜等，缺乏必需脂肪酸和蛋白质，会导致肌肉流失、皮肤松弛，还会削弱免疫系统功能，使人体易受病原体侵袭。

3. 间歇性断食

可尝试"16+8"轻断食，但要确保窗口期内营养均衡，避免报复性进食。

三、科学监测与调整

定期体检，并关注以下指标。

1. 血液检查

关注血红蛋白（贫血）、维生素 D、维生素 B_{12}（神经损伤）、肝肾功能等指标。

2. 身体成分分析

关注肌肉量与体脂率，避免出现体重正常但体脂超标的"隐性肥胖"。

四、培养可持续饮食习惯

1. 灵活搭配

在减重期间不必过分苛求每一餐都绝对健康低脂，允许每周 1～2 次"放松餐"，满足心理需求，降低暴食风险。

2. 烹饪技巧

选择更加健康的烹饪方式，用蒸、煮、凉拌代替油炸，以天然香料代替人工添加剂，减少盐、糖等调味料的添加。

3. 正念饮食

专注进食过程，细嚼慢咽，识别饱腹信号，避免情绪化进食。

小贴士　告别极端饮食，营养均衡方可"细水长流"

极端饮食如同"走钢丝"，短暂效果的背后是健康的高风险赌注。真正的科学减重应建立在营养均衡、尊重个体差异的基础上。与其追求"7天瘦5kg"的速成神话，不如选择"细水长流"的生活方式，让身体在滋养中自然回归健康状态。

第三章

暴汗运动：脱水障眼法迷思

暴汗减肥陷阱多，短期假象须警惕

近年来，社交媒体上掀起一股"暴汗燃脂"风潮。健身博主们晒出大汗淋漓的运动视频，宣称"汗流得越多，脂肪燃烧得越快"；某些网络课程甚至推出"高温瑜伽＋桑拿套餐"，声称能"1周减重5kg"。运动后体重秤上的数字骤降，效果似乎立竿见影。然而，这种看似高效的减肥方式实则暗藏"脱水障眼法"。美国运动医学会2023年通过循证研究反复澄清，出汗不等于燃脂，出汗虽然有利于脂肪的消耗，但是要警惕暴汗可能导致的电解质紊乱。医学专家警告：过度依赖暴汗减重不仅无法实现长期减重目标，还可能引发脱水性休克、电解质紊乱等严重健康问题。本章将为各位读者详细介绍运动脱水的真相与常见误区。

警惕"脱水障眼法"

从生理学角度看，人体约60%由水分构成，其中血液含水量达90%，肌肉含水量约为75%。在运动过程中，身体通过排汗调节体温，每有1L汗液蒸发便可有580kcal热量被带走——但这仅与体温调节相关，与脂肪消耗无直接联系。短期大量出汗会导致体液流失，这也正是此时体重下降的本质。

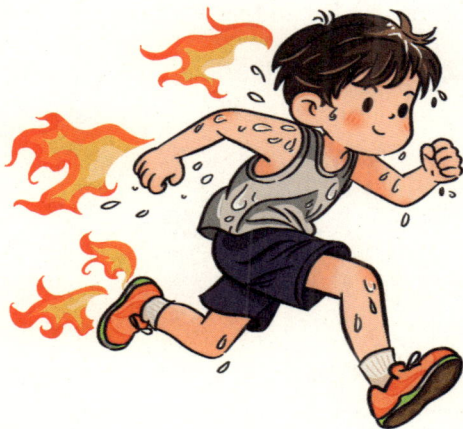

需要注意的是，脂肪代谢的最终产物中，约 84% 通过呼吸以二氧化碳的形式排出体外，仅 16% 转化为水，以汗液或尿液的形式排出。这意味着，暴汗减去的体重中，脂肪的贡献微乎其微。

研究表明，水分流失会出现一系列连锁反应：当水分丢失 1%～3% 体重时为轻度脱水，主要表现为口渴、尿量减少、头晕等，这是身体最早发出的缺水信号，此时已经出现了血容量减少，脑部供血不足，伴随运动能力下降；水分丢失 4%～6% 体重为中度脱水，此时可能出现肌肉痉挛、心跳加快、皮肤干燥等症状，因电解质（如钠、钾）流失导致神经肌肉功能异常，而心脏需要加快泵血以维持血压，脑组织也出现了轻微脱水或代谢废物堆积的情况；水分丢失 ≥7% 体重为重度脱水，此时脑细胞脱水已经影响神经功能，开始出现循环系统衰竭的先兆，伴随意识模糊、血压下降甚至昏迷等症状，危及生命，须立即就医。

"脱水障眼法"的四大误区与科学真相

误区一：汗如雨下 = 高效燃脂

汗腺活跃度由基因、环境温度决定，与运动强度无关。2019 年的一项研究显示，相同运动强度下，高温环境组运动者出汗量比常温组多 40%，但脂肪氧化率无显著差异。

误区二：运动后体重下降 = 减脂成功

运动后体重下降，大多是出汗导致体内水分丢失所致。例如：马拉松选手赛后平均减重 2 ~ 3kg，但其中约 90% 为水分，24 小时内补水即可恢复。真正减脂 1kg 需要消耗约 7700kcal 的热量，相当于慢跑 15 小时所消耗的热量。

误区三：脱水能加速代谢

脱水会降低血液容量，迫使心脏加倍工作供血，反而抑制脂肪氧化酶活性；水分不足也会对细胞的新陈代谢产生负面影响，包括能量生成的效率降低、代谢废物排出的速度减慢，从而影响基础代谢率。美国加利福尼亚大学的一项实验表明，脱水 3% 的受试者，静息代谢率下降 12%。

误区四：不补水更能"锁定"减重效果

在缺水状态下，身体启动"储水防御机制"，肾脏会保留更多的水分以维持电解质平衡。这可能导致组织间隙中的液体积聚，进而引发水肿。澳大利亚营养学会指出，每缺水 1 天，细胞储水量增加 2% ~ 3%。

科学运动与补水的关键策略

一、破除出汗迷信，建立正确认知

1. 数据对比

以体重为 70kg 的成年男性为例，1 小时中强度运动平均出汗 1 ~ 1.5L，对应减重 1 ~ 1.5kg，但实际消耗脂肪仅 30 ~ 50g（200 ~ 400kcal）。

2. 监测工具

建议使用体脂秤而非普通体重秤测量，重点关注肌肉量和体脂率的变化趋势。

二、分层补水方案，精准匹配需求

世界卫生组织（World Health Organization，WHO）联合国际体育科学和教育联合会（International Sports Science Association，ISSA）提出的分级补水策略详见表 2-7。

表 2-7　世界卫生组织联合国际体育科学和教育联合会提出的
分级补水策略

运动强度	出汗量（L/h）	补水方案	电解质补充重点
低强度（瑜伽、散步）	0.5 ~ 1	每 30 分钟补充清水 100 ~ 200mL	无须额外补充
中强度（慢跑、骑行）	1 ~ 1.5	每 20 分钟补充电解质饮料 150mL	钠（500mg/L）、钾（200mg/L）
高强度（HIIT、足球）	1.5 ~ 2.5	每 15 分钟补充电解质饮料 200mL	镁（50mg/L）、钙（100mg/L）

三、运动后恢复，三重黄金法则

1. 水分回补

按"流失量 ×1.5"的原则补水（如出汗 1L 需要补充 1.5L 水），分次、小口饮用，避免增加肠胃负担。

2. 能量补充

在运动后的 30 分钟内摄入碳水化合物与蛋白质（比例为 3∶1），如全麦面包＋鸡胸肉，迅速补充肌肉和肝脏的糖原储备，促进糖原合成与肌肉修复。

3. 电解质平衡

可饮用含钠、钾的椰子水或专业运动饮料，避免因电解质和水分流失导致低钠血症。

四、长期减脂计划，运动与饮食协同

1. 运动组合

（1）力量训练：每周 3 次（深蹲、硬拉、俯卧撑），维持肌肉量以提升基础代谢率。

（2）有氧运动：每周 4 次（游泳、快走），靶心率控制在最大心率的 60%～70%。最大心率（次／分）＝220－实际年龄。

2. 饮食管理

（1）热量缺口：每日 300～500kcal（相当于减少 1 碗米饭＋30 分钟慢跑）。

（2）蛋白质摄入：蛋白质的摄入量为每日每千克体重 1.2～1.6g（体重为 70kg 的人需要 84～112g/d），优选鸡蛋、鱼类、豆类。

科学警示：这些场景很危险

一、高温密闭环境

在高温密闭环境中运动会导致身体大量出汗，如果不能及时补充水分，可能会导致身体脱水，引起中暑。而且，高温环境下运动会使机体交感神经兴奋，导致心率加快，从而诱发血压异常；还可能出现心肌缺血、缺氧，导致胸闷、呼吸困难等。更有甚者，可能出现严重的电解质紊乱，引发热痉挛和热衰竭——2024 年媒体报道了多起因高温密闭环境锻炼引发热射病的案例。

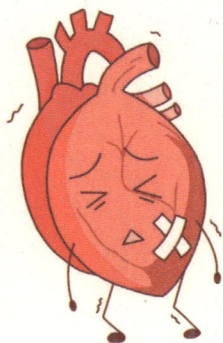

二、裹保鲜膜 / 穿暴汗服

此类装备本质是通过排汗让身体暂时脱水，效果短暂且存在健康风险；在运动时还会阻碍散热，人体核心体温可达 40℃，导致身体细胞代谢异常、电解质紊乱，极易引发横纹肌溶解。

三、运动后拒绝补水

充足的水分是脂肪代谢的必要条件，缺水会影响脂肪燃烧的效率，从而影响运动效果和减肥计划。此外，运动时大量出汗，身体会短暂脱水，如果不能够及时补充水分与电解质，极易导致血容量减少、电解质紊乱，严重者还会导致内脏器官的功能损伤。2023年《柳叶刀》发表的一项研究结果表明，连续3天运动时水分摄入不足可使肾结石风险增加18%。

小贴士　健身是终身旅程，而非短期冲刺

　　暴汗运动制造的"脱水减重"幻象，本质是违背生理规律的数字游戏。健康减脂要遵循能量守恒定律——通过可持续的运动计划与均衡营养创造热量缺口。正如美国国家体能协会所倡导的："健身是终身旅程，而非短期冲刺。"摒弃对体重的焦虑，用科学武装自己，方能收获持久的健康与自信。

第四章

代餐依赖：饱腹感局限

代餐风靡一时，健康隐患暗藏

近年来，代餐粉、代餐奶昔、能量棒等产品凭借"低卡饱腹""快速瘦身"的标签迅速走红。对忙碌的现代人来说，代餐似乎完美解决了"没时间做饭"和"减肥难"的双重难题。然而，当白领们将五颜六色的代餐粉装进随身杯，当健身人群用蛋白棒代替正餐，这看似便捷的饮食革命背后，却暗藏着营养失衡的危机旋涡。长期依赖代餐会引发营养失衡，更会使人陷入"饱腹感诈骗"的陷阱，引发代谢紊乱、体重反弹甚至心理问题。临床医生发现，长期依赖代餐的患者普遍出现基础代谢率下降、内分泌紊乱等情况，更有甚者因过度追求热量缺口引发进食障碍。这场裹挟着商业运作与容貌焦虑的饮食风潮，究竟在塑造怎样的身体图景？当我们撕开"健康代餐"的营销包装，亟待审视的是营养标签上的数字游戏，更是现代人对身体管理的认知迷思。

代餐减肥的真相：你的大脑正在被"绑架"

　　"代餐依赖"是指因过度迷信代餐（如奶昔、能量棒、代餐粉等）的便捷性与短期效果，长期以代餐代替天然食物或规律正餐来减肥或控制体重，导致身体功能失调、心理异常的非健康饮食模式。这些产品通常通过高纤维、高蛋白或人工添加剂制造短暂的饱腹感，即"饱腹感现象"——利用成分特性诱导大脑产生"吃饱"的错觉，实际却无法提供全面营养；长期摄入易引发维生素、矿物质及膳食纤维缺乏，导致脱发、免疫力下降、肠胃功能紊乱等问题。

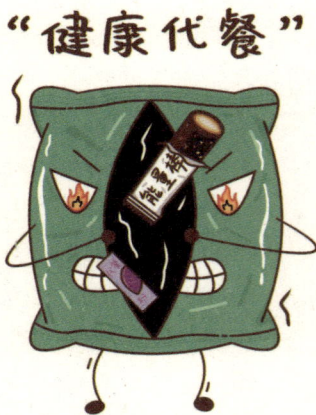

"健康代餐"

　　从生理机制角度来看，饱腹感的产生依赖多种信号，包括胃部扩张、血糖变化和激素调节（如瘦素和胃饥饿素）。代餐虽然能够通过大量不可溶性膳食纤维或胶体填充胃部，暂时抑制食欲，但长期食用会导致胃肠功能弱化、激素分泌紊乱，反而加剧饥饿感和对高热量食物的渴望。

　　从心理学角度来看，代餐标榜的"精确控卡"易助长使用者对自身体重、摄入热量等数字的强迫性关注，诱发焦虑情绪或进食障碍（如厌食症、暴食症）。

代餐的本质，是工业化食品对传统饮食文化的侵袭，也是现代人将复杂健康问题简单化、商品化的认知陷阱。这也警示我们，真正的营养管理无法被流水线上的标准化产品所替代。

代餐依赖的六大"火坑"

一、营养失衡

代餐往往侧重单一营养素（如蛋白质或膳食纤维），缺乏维生素、矿物质及必需脂肪酸，长期食用易导致免疫力下降、脱发、皮肤粗糙等问题。

二、代谢紊乱

长期低热量摄入迫使身体进入"节能模式"，基础代谢率下降，脂肪囤积加速，形成"越吃越胖"的恶性循环。

三、胃肠损伤

高纤维代餐会加重消化负担，可能引发腹胀、便秘或肠梗阻；人工甜味剂和防腐剂则可能破坏肠道菌群平衡。

四、心理依赖

代餐的便捷性和"减肥承诺"易让人产生心理依赖，忽视正常饮食的重要性，甚至诱发厌食症或暴食症。

五、饱腹感失效

身体逐渐适应代餐成分后，饱腹感持续时间缩短，饥饿感反弹更强烈，最终导致过量进食。

六、经济负担

优质代餐价格高，长期消费成本远超普通饮食，且其无法代替天然食物的营养价值。

科学代餐指南：真减脂，不伤身

一、理性看待代餐，明确使用场景

代餐并非完全不可取，但必须遵循以下原则。

1.短期替代

代餐仅作为偶尔应急（如加班、旅行）的临时选择，而非长期饮食方案。避免因长期营养摄入不均衡导致新的健康问题出现。

2.选择全营养配方

优先选择含维生素、矿物质及优质脂肪的代餐，避免成分单一的假"健康"产品。

3.搭配天然食物

即使食用代餐，也应补充新鲜蔬果、坚果等，弥补营养缺口。

二、重建饱腹感机制，回归天然饮食

真正的饱腹感应来自多样化的天然食物。科学饮食建议见表2-8、表2-9。

表 2-8　饱腹感增强食谱示例（每日 1800kcal）

食物类别	推荐食材	作用
蛋白质	鸡胸肉、鱼类、豆腐	延缓胃排空，稳定血糖
脂肪	牛油果、橄榄油、坚果	促进胆囊收缩素分泌，抑制食欲
膳食纤维	燕麦、西蓝花、苹果	增加胃容积，刺激饱腹信号
复合碳水化合物	糙米、全麦面包、红薯	缓慢释放能量，避免饥饿感波动

表 2-9　三餐分配建议

三餐分配	推荐食物
早餐（30%）	蛋白质 + 复合碳水化合物（如鸡蛋 + 全麦面包）
午餐（40%）	蛋白质 + 膳食纤维 + 健康脂肪（如鸡胸肉 + 糙米 + 橄榄油拌蔬菜）
晚餐（30%）	易消化蛋白质 + 蔬菜（如清蒸鱼 + 西蓝花）

三、科学运动，提高代谢率

运动不仅能消耗热量，还可调节饥饿激素，增强饱腹感敏感性。科学运动，能够提高身体代谢率。运动方案推荐详见表 2-10。

表 2-10　运动方案推荐

运动类型	作用	频率	推荐项目
力量训练	增加肌肉量，提高静息代谢	每周 3 次，重点训练大肌群	深蹲、平板支撑、哑铃划船
低强度有氧	改善胰岛素敏感性，减少脂肪囤积	每周 5 次，每次 30～45 分钟	快走、游泳、瑜伽、骑行

四、心理调适，打破"捷径思维"

1. 设定合理目标

每月减重不超过体重的 3%，避免急功近利，避免以牺牲长期健康为代价追求短期效果。

2.记录饮食日记

客观分析饥饿感来源，区分"生理性饥饿"与"情绪性进食"；客观记录每日饮食种类及摄入量，对不合理膳食逐渐进行改进，使其更趋向于日常化减脂，更有利于长期坚持。

3.寻求专业支持

必要时可向专业人士求助。营养师或心理咨询师可协助制订个性化方案，纠正错误认知。

小贴士　聆听身体真实的需求，踏踏实实选择天然食物

代餐的"饱腹感诈骗"本质是身体与大脑的短暂博弈，长期依赖代餐只会让身体付出健康代价。体重管理应当建立在均衡饮食、适度运动和积极心态的基础上。与其追求"快速瘦身"的幻象，不如聆听身体真实的需求，踏踏实实选择天然食物。健康没有捷径，科学的生活方式才是终极答案。

第五章

轻断食误区：胰岛素过山车

轻断食减肥横空出世，"胰岛素过山车"叫苦不迭

随着生活节奏的加快，健康饮食和体重管理成为许多人关注的焦点。现代社会的饮食行为大多以长期不稳定的日常饮食模式为特征。在这种情况下，轻断食应运而生。它可以通过调整进食时间和频率达到健康减脂效果，但其对胰岛素的影响（时高时低）背后存在的健康风险不容忽视。当上班族在 15 点忍受饥饿、眩晕，强打精神苦苦期待下一餐的到来时，当健身爱好者因凌晨血糖波动惊醒时，这场打着"细胞自噬"旗号的饮食革命，正悄然引起胰岛 β 细胞的功能受损。内分泌科门诊数据显示，持续 3 个月以上严格轻断食的人群中，多数出现糖耐量异常，而突增突降的胰岛素分泌模式更被提示可能加速胰岛素抵抗进程。当身体在饥饱两极间反复演绎"过山车式"的激素震荡时，我们是否正在用代谢系统的超负荷运转换取体重秤上转瞬即逝的数字狂欢？

轻断食掀起的激素风暴

"胰岛素过山车"，即血糖和胰岛素水平的剧烈波动。轻断食是一种在规定时间内断食和进食循环的饮食模式，它并不是完全禁食，而是通过有规律地禁食和进食来模拟人类在食物匮乏时期的身体适应机制。

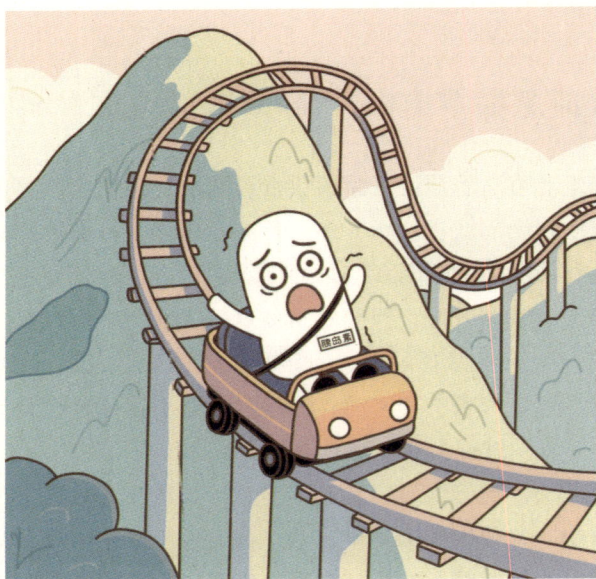

一、常见的轻断食方法

1. "16+8"断食法

每天有 16 小时的禁食期，剩下的 8 小时为进食窗口。例如，从 12：00 到 20：00 进食，其余时间禁食。

2. "5+2"断食法

一周内 5 天正常进食，另外 2 天摄入的热量大幅减少，女性通常限制在 500kcal 左右，男性 600kcal 左右。

3. 隔日断食法

每隔 1 天进行断食，断食日摄入的热量通常为正常日的 25%。

4. 24 小时断食法

每周选择 1 天进行 24 小时的完全禁食。例如，从晚餐后开始禁食，一直到第二天的晚餐前。

二、轻断食的适用范围

"16+8"断食法适用于日常生活较为规律的人，而"5+2"断食法则更适合希望在特定日子进行严格控制的人。轻断食通过调控饮食节律和摄入热量的方法，在一定程度上可以起到减重、降血糖、降低胰岛素抵抗性的作用，对一些代谢性疾病和炎症具有预防和治疗的积极作用，但"过山车"效应可能导致胰岛素抵抗，加重胰腺负担，引发血糖波动，并增加心血管疾病、肥胖、代谢综合征等风险。

三、轻断食的两面性

轻断食对血糖和胰岛素水平的影响并非完全负面，而是因其实施方式、持续时间及个体差异（如年龄、健康状况）而显著不同。短期轻断食能够改善胰岛素敏感性，促进血糖稳态，对身体大有裨益，而长期轻断食却存在许多的潜在风险。例如，中老年人可能从短期轻断食中获益，改善代谢；长期（如 10 周以上）轻断食可能对青少年或年轻个体的胰岛功能产生负面影响，导致胰岛 β 细胞功能受损。禁食期间胰岛素水平骤降，进食后因血糖快速升高导致胰岛素分泌激增，这种剧烈波动可能加速胰岛素抵抗进程，在已有代谢问题的人群中则更为明显。

轻断食的常见误区，让你越减越肥

误区一：轻断食 = 随意断食

许多人误以为只要缩短进食时间就能达到效果，甚至将断食时间拉长到 20 小时以上。实际上，过度延长断食时间会导致皮质醇水平升高，进而刺激脂肪储存。美国内分泌学会的一项研究显示，连续超过 18 小时的断食可能引发代谢补偿机制，使基础代谢率下降 12% ～ 15%，肌肉流失风险增加。建议采用渐进式的调整方式，从 12 小时断食开始过渡，避免身体出现应激反应。

误区二：忽视进食窗口期的营养密度

有些人认为"只要在限定时间内吃够热量即可"，因而在进食期大量摄入精制碳水化合物、油炸食品。哈佛大学的一项研究发现，同样执行"16+8"轻断食的两组人群，低 GI 饮食组比高糖饮食组的胰岛素敏感性改善率高 47%。因此，即便在轻断食期间，也应当建立"营养时钟"的概念，即在进食期优先补充优质蛋白（如鱼肉、豆类）、复合碳水化合物（燕麦、藜麦等）和膳食纤维，确保每日必需营养素的完整摄入。

误区三：忽略个体代谢差异的"标准化执行"

研究发现，*CYP1A2* 基因的变异可导致个体咖啡因代谢能力的差异高达 40 倍，此原理同样适用于断食适应度。临床案例显示，携带 *PPARγ* 基因特定突变的人群，间歇性断食可能加剧胰岛素抵抗。因此，在执行轻断食计划之前，建议在专业机构进行代谢评估（如葡萄糖耐量试验、瘦素水平检测），制订个性化方案。例如，甲状腺功能异常者必须严格控制断食时长，避免激素紊乱。

误区四：将轻断食等同于"零热量摄入"

有的执行者误读"断食期不能摄入任何热量"，从而导致电解质失衡。欧洲食品安全局指出，断食期间每日至少需要保证2000mg钾和400mg镁的摄入。可采用"清洁断食"策略：允许饮用含电解质的水（如添加柠檬片的海盐水），必要时补充支链氨基酸，防止肌肉分解，但要严格避免含糖饮料，即使是零卡代糖饮品也可能通过甜味受体刺激胰岛素分泌。

误区五：忽视生物钟的"混乱式断食"

随机改变断食/进食时段会扰乱昼夜节律基因（如 *CLOCK*、*BMAL1*）的表达。2023年《细胞代谢》（*Cell Metabolism*）发布的一项研究证实，固定早段进食（6：00—15：00）比晚段进食（11：00—20：00）多减脂23%。建议配合光照周期调整：夏季可适当延长早晨进食窗口，冬季则增加午间营养摄入。跨时区旅行者可采用梯度调整法，每日移动进食窗口1小时以适应新时区。

误区六：忽略肠道菌群的动态平衡

有研究表明，长期断食可能改变厚壁菌门/拟杆菌门比例，影响短链脂肪酸合成。德国人类营养研究所的一项实验表明，隔日断食者补充益生元（如抗性淀粉、菊粉）后，丙酸盐产量提升38%，能有效缓解断食期饥饿感。建议采取"菌群适配"策略：断食前3天增加发酵食品（如纳豆、发酵

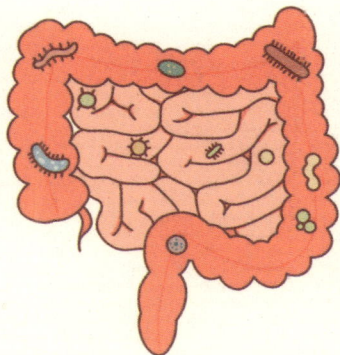

茶饮）的摄入量，进食期搭配水溶性膳食纤维（如魔芋、奇亚籽），建立更稳定的肠道微生态。

小贴士 牢记体重管理"三驾马车"，方可持久

　　"轻断食"是一种有效的体重管理饮食方式，但在具体实施时应根据个体体质情况选择，在专业营养师的指导下进行，切忌盲目跟风。应充分了解自身的生理节律，避免采取极端节食等不科学的手段。体重管理应遵循"三驾马车"原则，即饮食管理、体育锻炼与行为管理并重。三者协同作用，效果更佳。此外，建议在专业中医师的指导下，辨体施养，以人为本，一人一方案，科学合理地实现健康减重目标。

第六章

破解酵素玄学：胃酸"焚化炉"

被神化的酵素，被忽略的真相

2025 年 3 月，国家市场监督管理总局通报某酵素产品非法添加泻药并罚款千万，揭开了"酵素减肥"的面纱。

当便秘多年的王阿姨因常年服用酵素导致肠道布满蛇皮状黑斑，当某年轻女性因"清肠排毒"而陷入腹泻与便秘的恶性循环，这场被商业运作与焦虑共同催化的狂欢，终将褪去滤镜——酵素的本质不过是糖水发酵过程中产生的普通酶蛋白，商家鼓吹"活性酵素直达细胞分解脂肪"，却刻意隐瞒其经胃酸作用后活性尽失的真相，其宣称的燃脂奇迹实为低热量代餐与泻药添加的伪装，而盲目追捧的背后，却是营养失衡、代谢紊乱与肠道癌变的深渊。体重数字的短暂变化与健康代价的账单同时摊开，这场披着"天然排毒"外衣的营销狂欢，实为透支健康的危险骗局——被神化的酵素背后，是亟待正视的代谢真相。我们亟须以科学视角审视其真实作用，并探寻可持续的体重管理之道。

科学透视：酵素在人体内的"生死之旅"

　　酵素，又称酶，是一种具有催化功能的蛋白质。人体内存在数千种酶，它们各司其职，从分解食物到代谢毒素皆有参与。但是酵素以口服的方式进入人体后，便开启了一段注定"夭折"的旅程—这个号称能"重塑代谢"的神奇分子，在人体消化系统的第一道关卡就遭遇了降维打击。胃酸以 pH 1.5～3.5 的强腐蚀环境构筑起蛋白质的分解场，其酸性强度相当于实验室级别盐酸溶液的 10 倍。在这个"酶类焚化炉"中，酵素蛋白的三维构象在 15 分钟内就会发生不可逆变性：关键活性位点的二硫键断裂，维系空间结构的氢键网络崩塌，最终导致催化功能完全丧失。

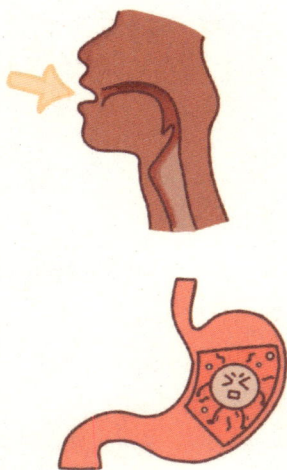

　　以宣称"助消化"的木瓜酵素为例：尽管它在实验室的试管中能分解蛋白质，但进入胃部后，其活性结构会被胃酸彻底瓦解，最终与普通食物中的蛋白质无异，被分解为氨基酸，食用它与食用等量鸡胸肉的营养毫无二致。这种双重降解机制，使所有标榜"直达肠道起效"的酵素产品都沦为生化层面的谎言。所谓"酵素减肥"，不过是一个从入口那刻便注定溃败的生理悖论。

　　这场由商业运作精心设计的"酶类骗局"，巧妙地利用了 3 个障眼法：将体外实验数据偷换为体内疗效、用生化术语包装无效成分、将短期腹泻伪装成"排毒瘦身"。当消费者为每毫升单价堪比黄金的发酵液买单时，实质上是在为营销创造的伪科学叙事支付

"智商税"。真正的代谢革命，不会被装进标着"酵素奇迹"的玻璃瓶中。

减肥骗局：酵素产品的"三重伪装术"

伪装一：偷换概念的文字游戏

酵素是具有催化功能的活性酶，而市售的部分酵素产品（如果蔬发酵饮品）本质是糖＋有机酸＋细菌代谢产物，活性酶含量几乎为零。商家用"天然果蔬发酵，富含××种活性酵素"等话术来包装产品，利用消费者"发酵＝健康"的认知误区，掩盖其产品高糖分、低营养的本质。

伪装二：泻药制造的"瘦身假象"

一些酵素产品为了制造"快速见效"的假象，会添加泻药成分（如番泻叶、芦荟素等）。这些成分通过刺激肠道蠕动，造成"排毒"或"瘦身"的错觉，实际上只是排出了水分和肠道内容物，脂肪并未真正减少。长期服用这类产品，会导致肠道功能失常、电解质紊乱。

伪装三：伪科学话术的"心理操控"

部分市售酵素产品通过虚构"活性酵素直达细胞分解脂肪"的伪科学话术，将普通果蔬发酵液包装成"减肥神器"——一边编造"千年古方""靶向燃脂"等虚假传统与机制，一边滥用"酶活性""排毒"等术语混淆视听，实则依赖非法添加泻药制造腹泻脱水的"瘦身假象"，而所谓的酵素早在胃酸"焚化炉"中化为氨基酸，与吃鸡肉无异。

双重危机：健康损害与认知扭曲

一、身体代价：比肥胖更危险的后果

酵素代餐相关健康风险的机制分析与等级评估见表 2-11。

表 2-11　酵素代餐相关健康风险的机制分析与等级评估

危害类型	具体表现	科学依据 / 机制	风险等级*
营养不良	蛋白质、维生素、矿物质缺乏；免疫力下降；肌肉流失	长期用酵素代餐→营养摄入不足；腹泻→加速营养流失	4 星
肠道功能紊乱	慢性腹泻、腹胀；肠道菌群失调；结肠黑变病（肠道黏膜变黑，癌变风险↑）	泻药刺激肠道→黏膜损伤；菌群多样性被破坏（《胃肠病学》研究）	5 星
代谢失衡	低钾血症（肌无力、心律失常）；脱水→血液黏稠度升高；肝肾功能负担↑	腹泻导致电解质（钾、钠）流失；代谢废物堆积（《内科学年鉴》警示）	4 星
药物依赖	停用后便秘加重；肠道自主蠕动功能丧失（"惰性结肠"）	长期用泻药→肠道神经损伤→排便依赖（《消化医学》2022 年研究）	5 星
心理误导	误以为"健康瘦身"→忽视科学管理；体重反弹后焦虑及自我怀疑	虚假广告制造"捷径幻想"→延误真正有效的减重时机	3 星
延误治疗	掩盖甲状腺功能减退、多囊卵巢综合征等引起的病理性肥胖	盲目归因于"胖"→忽略潜在疾病（《肥胖医学》案例统计）	5 星

注：* 风险等级 1 星为无风险，风险等级 2 星为经济损失风险，风险等级 3 星为心理误导风险，风险等级 4 星为功能性病变风险，风险等级 5 星为器质性病变及症状加重风险。

二、认知扭曲：对科学减重的三大误解

误解一："排毒 = 减肥"

腹泻≠减脂，腹泻排出的是水分和肠道废物，长期腹泻不仅起不到减肥的作用，反而容易引起电解质紊乱，或出现更为严重的健康问题。

误解二："天然 = 无害"

高糖酵素饮品堪比奶茶，其中添加的糖分虽然让酵素饮品的口味变好了，但是却属于非法添加，过多的糖分只会让身体进一步发胖。

误解三："快速 = 有效"

"1周瘦5kg"？掉的可能是肌肉，而非脂肪。当身体肌肉量减少时，随之降低的是基础代谢率，长此以往，减肥只会陷入恶性循环。

破局之道：用科学工具武装消费者

一、四步拆穿酵素骗局

1. 查成分表

警惕"综合酵素""发酵复合物"等模糊表述；认准"番泻苷""比沙可啶"等泻药成分，看到即"拉黑"。

2. 查资质

登录国家市场监督管理总局特殊食品信息查询平台，核实是否具备保健食品资质。

3. 试效果

若出现腹泻（非正常"排毒"反应）则立即停用。若体重下降

但体脂率不变，则表明减掉的是水分，不是脂肪。

4. 破解话术

宣称"快速瘦""不反弹"的百分百是骗局（违背能量守恒定律）；吹捧自己是"高科技专利"的，要求其提供专利号并在相应的官网核验。

二、三大科学替代方案

（一）真·酵素补充

通过均衡饮食激活人体自身酶系统（如补充锌、镁等必需元素，见表 2-12）。

表 2-12　关键营养素的作用、食物来源及推荐摄入量

营养素	作用	食物来源	每日推荐量
锌	参与数百种酶反应	牡蛎、牛肉、南瓜子等	男性：12mg 女性：8.5mg
镁	参与能量代谢、蛋白质合成	黑巧克力、菠菜、腰果等	男性：330mg 女性：320mg
维生素 B 族	辅酶核心成分	全谷物、鸡蛋、三文鱼等	依种类而定

（二）精准热量管理：用数字打败脂肪

1. 记核心公式

每日消耗总热量（total daily energy expenditure，TDEE）= BMR × 活动系数（1.2 ～ 1.5）。

2. 算基础代谢率

男性：BMR（kcal/d）= 10 × 体重（kg）+ 6.25 × 身高（cm）- 5 × 年龄（岁）+ 5。

女性：BMR（kcal/d）= 10 × 体重（kg）+ 6.25 × 身高（cm）- 5 × 年龄（岁）- 161。

例如，30 岁女性，体重 60kg，身高 165cm，BMR ≈ 1320kcal/d。

3. 估活动系数

身体活动水平与活动系数对照情况见表 2-13。

表 2-13　身体活动水平与活动系数对照表

活动水平	活动系数	适用场景
久坐	1.2	日均步数 < 5000
轻度活动	1.375	散步 + 家务
运动达人	1.55	每周健身 3 ～ 5 次

4. 定热量缺口

安全范围：每日摄入热量（kcal）= TDEE-300-500，即 1kg 脂肪 ≈ 7700kcal 缺口。

（三）肠道菌群革命：让细菌帮你瘦

肠道菌群决定了 70% 的能量吸收效率，优化肠道菌群可降低热量摄入。以下是优化肠道菌群的三步计划。

1. 喂饱"瘦菌"（益生元）

可食用菊苣根（含菊粉）、生蒜、洋葱、燕麦等。

2. 植入"好菌"（益生菌）

常见的益生菌及其功能和来源见表 2-14。

表 2-14　常见益生菌功能及来源

菌种	功能	食物来源
乳酸杆菌	抑制脂肪囤积	无糖酸奶、泡菜等
双歧杆菌	减少炎症→降低胰岛素抵抗	纳豆、大酱等

3. 消灭"胖菌"

精制糖（奶茶、蛋糕等）→喂养有害菌（厚壁菌门）——少吃。

多酚类食物（蓝莓、黑巧克力等）→抑制坏菌繁殖——多吃。

小贴士   减肥没有捷径，科学才是永恒的"燃脂酶"

胃酸这把进化了亿万年的"火"，烧穿了酵素"神话"，也照亮了科学之路——无须依赖外源酵素，均衡饮食、精准热量、肠道优化，这才是激活成千上万种酶协同作用的终极答案。

第七章

生酮饮食：几分欢喜几分忧

生酮饮食的前世今生

"1个苹果就能让碳水化合物超标"——这是许多生酮饮食者的"紧箍咒"。近年来，"大口吃肉也能瘦"的生酮饮食风靡全球，但其背后的健康争议同样值得关注。

生酮饮食是一种通过极低碳水化合物、高脂肪和适量蛋白质摄入，强制人体进入酮症代谢模式。其核心原理是模拟饥饿状态下的能量代谢方式，通过大幅减少碳水化合物的摄入（通常低于每日总热量的5%），迫使肝脏将脂肪分解为酮体（β–羟丁酸、乙酰乙酸等），代替葡萄糖作为主要能量来源。生酮饮食最初于1921年被用于儿童癫痫疾病的治疗，后续的临床研究表明这也是一种减肥效果显著的饮食方式。生酮饮食的结构通常为脂肪供能占70%～75%，蛋白质供能占20%～27%，碳水化合物供能仅占3%～5%，每日碳水化合物摄入量一般不超过50g。

"吃肉减肥"，生酮饮食没这么简单

一、转变供能模式，直接燃烧脂肪

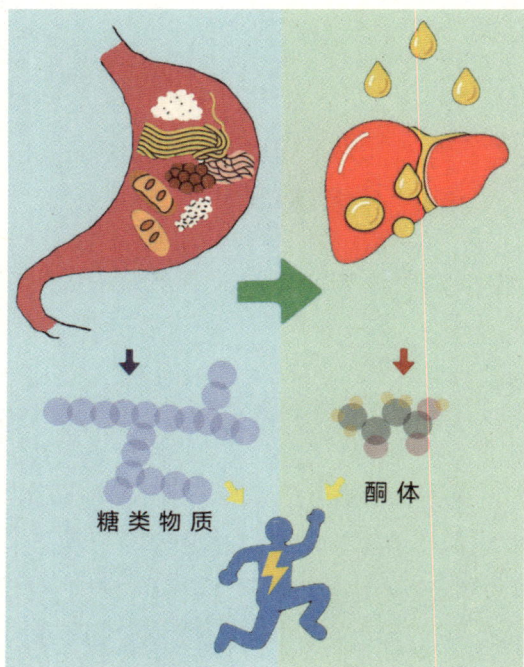

糖类物质　　　酮体

　　碳水化合物、脂肪、蛋白质是人体三大重要的供能物质。正常情况下，我们的身体是一台"烧糖机器"，也就是优先分解米、面、糖等碳水化合物来提供能量。然而，生酮饮食法要求吃极少的碳水化合物，甚至不吃，则碳水化合物摄入不足，体内糖原储备在24～48小时内耗尽，胰岛素水平会显著下降。此时，肝脏开始分解脂肪生成酮体，为大脑、心脏等器官提供能量——我们的身体就会变成一台"烧油机器"，被迫进入模拟的"饥饿状态"，通过消耗

"第二顺位"的脂肪，产生能量小分子"酮体"代替葡萄糖保持能量的正常供应，以达到减脂、减肥的目的。

二、控制食欲，减少能量摄入

首先，脂肪和蛋白质能维持更长时间的饱腹感。碳水化合物供能有个明显的特点，就是燃烧快，容易引起血糖的迅速波动——升得越高，跌得就越狠，便容易出现低血糖。这时，大脑就会告诉你"要吃东西了"。而脂肪和蛋白质的营养密度较高，燃烧起来相对较慢，饱腹感更持久。

其次，酮体能有效抑制胃饥饿素，作为一种信号分子，告诉大脑："嘿，我们饱了。"以此来抑制进食行为。

生酮饮食的实施方法

一、前期准备

在开始生酮饮食前，须先咨询专业医师或营养师，进行全面的身体检查，包括肝肾功能、血脂、血糖等，排除不适合生酮饮食的疾病和状态，如脂肪代谢相关酶类缺乏、胰腺疾病、肝脏和肾脏功能异常、胆囊疾病、孕期和哺乳期、高脂血症、尿路结石等。

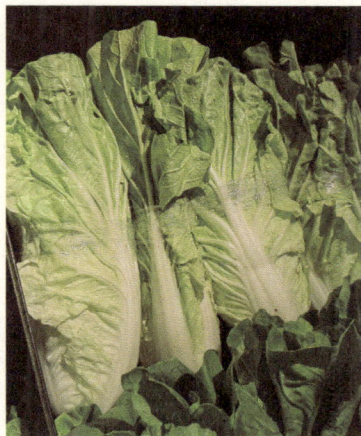

二、实施阶段

1. 适应期（第 1 个月）

严格限制碳水化合物的摄入量，每日不超过 20g。饮食：以优质脂肪为主，如橄榄油、鱼油、牛油果等；搭配适量蛋白质，如瘦肉、鱼类、蛋类等；吃绿叶蔬菜；补充电解质（钠、钾、镁等）。

在这期间，你可能会感到身体缺乏能量、注意力不集中，甚至有些头痛。这些现象被称为"酮流感"，是人体从依赖葡萄糖供能向依赖酮体供能转变的表现。这些不适感一般会在适应期这个阶段结束后逐渐消失。合理掌控运动强度、电解质自我调节情况、摄入的脂肪类型、进食频率（是否断食）和外源性酮补剂摄入情况等能让人更平稳地度过该阶段。

2. 持续减重期（第 2～3 个月）

在这一阶段，可适当增加碳水化合物的摄入量，控制在每日 50g 以内。影响碳水化合物吸收的因素有很多，然而有两个因素却经常被大家忽视，那就是碳水化合物中的膳食纤维含量和水含量。在生酮饮食初期，需要严格限制碳水化合物摄入量，这也就意味着无法摄入膳食纤维。而膳食纤维对人体健康，特别是肠道健康来说十分重要，它有助于减少体内脂肪、缓解糖尿病、提高胰岛素敏感性、降低心血管疾病风险、增加饱腹感和促进肠道有益菌生长等。因此，在执行生酮饮食时，应当在保持膳食纤维摄入量的同时减少净碳水化合物的摄入量，也就是总碳水化合物减去膳食纤维的量；建议在饮食中加入高膳食纤维食物，如绿叶蔬菜和十字花科蔬菜、低糖水果（如蓝莓、草莓），丰富饮食种类；同时，继续保持高脂肪和适量蛋白质的摄入，持续消耗脂肪。

3. 维持期

当达到理想体重后，便进入了维持期。此时可采用循环生酮或低碳水化合物饮食方式，适当放宽碳水化合物的摄入量，但仍要保持一定的限制，防止体重反弹。同时，要定期监测体重、体脂、血酮等指标，根据身体状况调整饮食。

辩证地看待生酮饮食

一、生酮饮食的好处

1. 持续燃烧体内脂肪

"大口吃肉也能瘦"——当身体进入酮症状态后，脂肪成为主要供能物质，大幅提高了脂肪的分解和消耗效率；而且胰岛素分泌减少，抑制了脂肪的合成。同时，酮体可抑制食欲刺激素（胃饥饿素）的分泌，减少热量摄入。在增加消耗与减少摄入的双重作用下，体重得以减轻。

2. 低碳水化合物理念

低碳水化合物饮食有利于改善皮肤状态，减少皮肤炎症、痤疮等的发生。

3. 降低慢性病风险

酮体是一种比葡萄糖更高效的脑部能量来源。越来越多的研究表明，生酮饮食可能通过减少氧化应激、促进线粒体功能，对大脑神经产生一定的保护作用，对头痛、阿尔茨海默病、帕金森病等也有较好的治疗效果。此外，酮体还是大脑的重要燃料，有利于提高专注力和集中度；生酮饮食能降低胰岛负荷、降低糖类摄入、保持血糖稳定，有效控制和预防糖尿病，还能使血液内酮体水平升高，用于儿童癫痫疾病的治疗。

二、生酮饮食的风险

关于生酮饮食的潜在危害，我们可以从其"高脂肪、低碳水"特点的角度来理解。

1. 摄入极低量的碳水化合物会导致血糖浓度过低，使人出现头晕、嗜睡、疲劳、心率加快、饥饿感增加等低血糖表现，无法维持大脑的正常功能，导致思维混乱、易怒等。

2. 因生酮饮食需要保证足够的脂肪摄入量，若本身存在脂肪不耐受的情况，则可能出现恶心、呕吐、腹痛、泄泻等胃肠道功能紊乱症状。

3. 摄入大量的脂肪和胆固醇会加重肝脏负担，易致肝功能受损，引发肝硬化等疾病。过多的脂肪沉积在血管壁上，会使血管弹性减弱，管腔变窄、阻塞，增加动脉粥样硬化以及心血管疾病的风险。

4. 主食及膳食纤维摄入不足，易导致粪便体积减小，从而出现便秘。

5. 体内胰岛素缺乏可引起高酮血症，加重机体脱水情况，进而产生一系列不良反应，如低镁血症、低钠血症、乏力、抵抗力下降等，还可能引发机体酸中毒。

小贴士　生酮饮食须专业指导

生酮饮食以其独特的营养素构成及代谢机制在减肥过程中发挥着显著的作用，但是如果长期依赖，潜在风险亦不容小觑，须引起足够重视。另外，我国居民的传统饮食中碳水化合物比例较高，低碳高脂的生酮饮食模式并不适合大多数"中国胃"。

　　因此，不建议自行实施生酮饮食，最好在专业人士的指导下进行。在实施生酮饮食的过程中，要严密监测各项指标的变化情况，如酮体、血糖、血脂等，密切关注健康状况。对健康人而言，想要达到减肥的目的，还是要选择科学、健康的方式。积极运动，合理膳食，就能轻松享"瘦"！

饮食篇

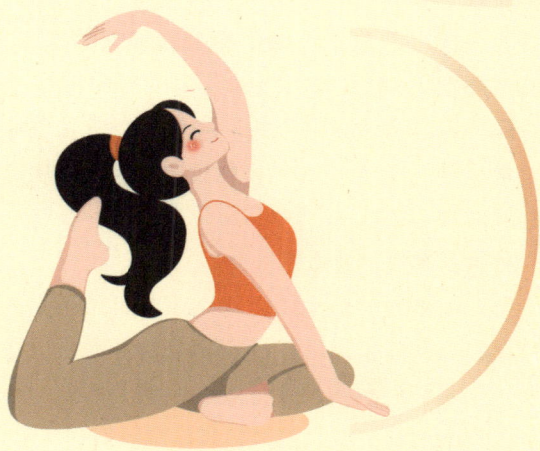

第一章

认识食物：你的身体需要什么

能量从哪里来：碳水化合物、蛋白质、脂肪的角色分工

一、三大营养素的角色分工

（一）碳水化合物的核心作用：身体的"即用燃料"

1. 快速供能

碳水化合物是人体的主要能量来源，主要存在于谷物（如米饭、面条）等食物中。碳水化合物进入人体后，被分解成葡萄糖，直接为身体提供能量。葡萄糖是红细胞的唯一"燃料"，是大脑的主要"燃料"，也是高强度运动时的即时能量来源。就像给手机充电一样，它具有快速"充能"的作用，支撑大脑、心脏等关键器官的正常运转。每克碳水化合物可产生 4kcal 热量，是日常活动的首选能量来源。

2. 储存有限，过量易囤脂

当人体摄入的碳水化合物太多时，用不完的糖分就会变成身体暂时存起来的能量，其中一小部分储存在肝脏中，其余的部分则会继续转化成我们熟悉的物质——脂肪。因此，平时要注意控制碳水化合物的摄入量，不宜过多，当然也不宜过少。

（二）蛋白质的双重任务：身体的"建筑师"与"备用能源"

1. 身体的"建筑师"

蛋白质由氨基酸组成，是肌肉、骨骼、皮肤、头发等身体组织的主要成分，主要来源为肉类、鱼类和大豆等食物。其主要功能是构建和修复肌肉、器官、组织等，肌肉生长、伤口愈合都依赖蛋白质。一般成年人每日每千克体重需要摄入 0.8g 蛋白质，孕妇、运动员及康复期患者可能需要更多。

2. 紧急情况下的能量替补

当体内的碳水化合物和脂肪严重不足时（如长期饥饿），蛋白质就会转化为葡萄糖来提供能量，成为人体的能量来源之一。但是这一过程效率低，且可能消耗肌肉组织，因此不建议长期依赖此供能模式。

（三）脂肪的储能优势：身体的"能量仓库"

1. 高效储能，耐消耗

脂肪是储存能量的"燃料库"，储存效率高。脂肪产生的能量为相同重量的碳水化合物或蛋白质的 2 倍以上。人在饥饿时会首先动用体内的脂肪来避免体内蛋白质的消耗，正常成年人的脂肪储备可支持数周的基础代谢。

2. 代谢慢但持久

脂肪分解供能需要的时间较长，适合低强度、长时间的活动（如散步）。但若碳水化合物不足，脂肪代谢可能不彻底，容易使人产生疲劳感。

二、三大营养素如何协作供能

（一）供能顺序的优先级

1. 快速反应用碳水

当身体需要快速供能时，碳水化合物会优先转化成葡萄糖，提供即时能量。

2. 持久活动靠脂肪

在进行中低强度运动时，身体主要依赖脂肪持久性提供能量。

3. 长期饥饿用蛋白

只有在长期饥饿、极低碳水化合物饮食或过度运动时，身体才会分解肌肉中的蛋白质转化为葡萄糖供能。

（二）摄入比例

1. 基础需求

碳水化合物占45%～65%，蛋白质占10%～35%，脂肪占20%～35%。

2. 运动调整

耐力运动者可提高碳水化合物的比例至60%，维持能量储备。

3. 减脂底线

每日碳水化合物的摄入量不低于130g，避免因过度缺糖而引发头晕、乏力。

三、营养实践中的科学搭配

（一）日常饮食搭配技巧

1. 碳水化合物选择

优先选择全谷物（如糙米、燕麦）、薯类（如红薯），避免精制糖（如蛋糕）、添加糖。

2.蛋白质来源

鸡蛋、瘦肉、豆类等可以提供"完全蛋白质"，其含有人体必需的 9 种氨基酸，且比例均衡，易于吸收。

3.脂肪类型

多选择不饱和脂肪（如坚果、深海鱼），少摄入反式脂肪（如油炸食品）。

（二）常见误区与真相

误区一："完全不吃主食能瘦得更快"

完全不摄入主食，在短期内体重确实会明显下降，但减少的并不是脂肪，而是体内的水分，实质是代谢系统的应急反应。而长期低碳水化合物饮食可能导致代谢率下降、肌肉流失，因此建议每日至少摄入 130g 的碳水化合物。此外，长期不吃主食会导致大脑能量供应不足和血清素、多巴胺等神经递质分泌紊乱，引发情绪低落、焦虑、烦躁等负面情绪，同时伴随营养不良、血糖波动、肠道健康受损和进食障碍等多方面问题。

误区二："吃肉长胖，必须戒荤"

肉类并不等于纯脂肪。瘦肉、鱼类中的蛋白质能增强饱腹感，延长饱腹时间，反而有助于控制总热量。此外，蛋白质的代谢优势也是不容忽视的。消化蛋白质需消耗其热量的 20% ～ 30%（碳水化合物为 5% ～ 10%，脂肪为 0 ～ 3%），高蛋白饮食每天可多燃烧 80 ～ 100kcal 的热量。单纯戒荤不仅不能够达到减重的目的，反而可能因蛋白质摄入不足，导致肌肉流失、代谢下降。

（三）简易监测方法

1.观察体力状态

经常头晕、乏力，可能是碳水化合物摄入不足。

运动后体力恢复慢，需要检查蛋白质摄入量。

2. 体重与体脂变化

体重下降但体脂率不变，可能是肌肉流失导致的，此时需要增加蛋白质的摄入量。

小贴士 即时能量包＋身体维修工＋长效蓄电池

碳水化合物是"即时能量包"，蛋白质是"身体维修工"，脂肪是"长效蓄电池"，三者缺一不可。只有科学搭配才能让身体高效运转，拥有一个健康又有精气神的好身体！

饭后犯困真相：血糖"过山车"

你有没有注意到，每次大快朵颐之后，总会觉得被"瞌睡虫"盯上了，哪怕还有一堆事情要做，脑袋却像灌了铅一样迟钝。饭后犯困，似乎成了我们挥之不去的疲惫魔咒。但你知道吗？这并不是懒，而是血糖在"搞事情"！下面，让我们一起揭开这个和糖分有关的小秘密。

一、大脑"蒙了"：饭后困倦的"糖反应"

进食后，特别是饱餐一顿后，吃下去的食物会在胃肠道中被分解，尤其是精制碳水化合物，如米饭、面条之类的主食，会被转化为葡萄糖，进入血液。此时，血糖就像坐上了过山车，"嗖"地往上冲。为了应对这突如其来的血糖飙升，胰腺会立刻分泌出大量胰岛素，帮助血糖降到正常水平。但是，胰岛素有时候太过"敬业"，工作得有点过头，就会导致血糖从一个极端（高）迅速降到另一个极端（低）。

这时，大脑"蒙了"，因为它最喜欢稳定供能，但眼前的情况无疑是一场"能量危机"。于是，大脑下令：温度调低，灯光调暗，进入省电模式。结果，你感觉脑袋昏昏沉沉的，身体懒洋洋的，恨不得立刻找个床位躺平。

二、中医视角：脾胃在努力，你别添乱

中医学认为，饭后困倦，与"气血"的流向和分配有关。"脾主运化"，也就是说，我们吃下去的食物需要脾胃负责"消化—转化—运输"整个流程。为了完成这个重要任务，身体会自动调用大量"人力、物力"，将气血集中输送到胃肠道。如果你吃得太饱或者太油腻，脾胃这个"消化车间"就得加班运转，其他部门——比如大脑——自然就供血不足，"罢工"了，困倦感也就随之而来了。

三、科学解码：如何打破饭后困倦的"魔咒"

其实，饭后犯困并不是不可避免的小插曲。通过调整饮食和生活习惯，我们完全可以让午后时光充满活力。

1. 饮食结构要合理，告别"高糖炸弹"

要想避免饭后犯困，首先要从饮食入手。尽量选择低血糖指数（GI）的食物，比如糙米、全麦面包和杂粮类，它们能让血糖缓慢上升，不会引发大幅波动。此外，不要只吃米饭、面条这样的纯碳水化合物食物，加点"搭档"——含蛋白质（如鸡肉、鱼、虾）和优质脂肪（如坚果、牛油果）的食材，可以让血糖更平稳。

2.并不是吃得越多就越好，七分饱刚刚好

还记得那句老话吗，"吃饭别贪嘴，留点余地给胃"。中医提倡"饮食有节"，而现代科学研究也证明，暴饮暴食会导致血液循环变差，使人犯困。所以，每顿饭吃到七分饱就停下，既能避免消化不良，也能给身体减负。

3.饭后动一动，精神一整天

饭后千万不要立刻窝在沙发上玩手机，也不要直接躺下。饭后散步 10 ~ 20 分钟可以促进消化，提升胰岛素的"灵敏度"，让血糖更平稳。不需要很大的运动量，一边听音乐一边走动即可。这样既能放松心情，又能对抗饭后"瞌睡虫"。

4.专注脾胃调理，让身体更轻松

如果你发现自己特别容易犯困，这可能是"脾胃虚弱"在给你敲警钟。这时，你可以尝试一下中医推荐的健脾方法，比如泡一杯陈皮红枣茶，它能够促进消化，健脾和胃。

【组成】陈皮 5g，大枣 5 枚，桂花 2g，冰糖适量。

【制法】用温水轻轻冲洗陈皮，去除表面的杂质；大枣洗净，用刀划开，以便煮茶时更容易出味。在锅中加入 500mL 清水，放入陈皮和大枣，大火煮沸后转小火继续煮 10 分钟；加入桂花和适量冰糖，再小火煮 2 ~ 3 分钟即可关火。滤出汤汁，稍微放凉后即可饮用（也可热饮，口感更温润）。

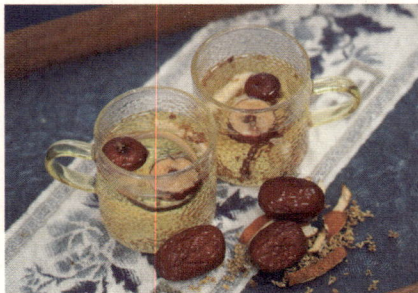

【功效】健脾开胃，消食化滞，补气养血，提升元气。

小贴士 做自己的血糖"调控员"

饭后犯困不仅仅是"吃饱了撑的"，它是血糖、激素、消化过程三方合作的"副作用"。虽然看起来无可避免，但通过科学饮食、适度运动，以及中医食疗的简单辅助，我们完全可以平稳调控血糖，告别饭后犯困、瞌睡的尴尬时刻。所以，下次当你想直接趴桌子时，不妨问问自己：今天我是不是又"糖超标"了？

水分管理：喝水的黄金时间表

水是生命之源，但你真的会喝水吗？很多人觉得喝水是件再简单不过的事，渴了就喝嘛！但实际上，科学、合理地安排喝水时间，不仅能让身体更高效地吸收水分，还能帮助我们维持健康、提高代谢率。接下来，我们就来聊聊"科学喝水的黄金时间表"，让你喝得更健康！

一、早晨起床：清晨一杯"启动水"

经过一整夜的代谢，身体容易处于轻微脱水的状态，血液也会变得相对黏稠。一杯温水不仅能唤醒身体，还能激活肠胃，促进代谢功能启动。起床后空腹喝 200～300mL 的温水最为合适，既温润又不刺激肠胃。如果你想增加口感，可以在水中加几滴柠檬汁，这还有助于清理肠道。

二、9:30：工作间隙的"专注水"

经过一上午的工作或学习，眼睛和大脑都需要充足的水分来维持专注力。这时候喝 200mL 温水，就可以有效缓解疲劳，帮助头脑保持清醒。如果你觉得白开水单调的话，还可以加入几片黄瓜或薄荷叶。它们能够带来一丝清新感，让喝水体验变得更愉悦。

三、午餐前半小时：饭前的"润滑水"

餐前半小时适量补水，可以为胃肠道"润滑"，促进消化液的分泌，从而降低暴饮暴食风险。在这个时段，建议喝 150 ～ 200mL 的温水，不要过量，以免稀释胃液，影响消化。

四、15:00：提神醒脑的"能量水"

到了下午，很多人会感觉疲惫，这时身体需要水分以恢复活力。一杯温水或者淡茶水，比如菊花茶、柠檬水，不仅能补充水分，还能让工作和学习更专注。如果你感觉有些乏力，喝些健康茶饮还能恢复体力。

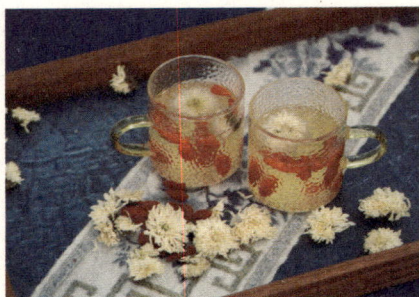

五、睡前1小时：安神养生的"舒缓水"

睡前适量喝水既能防止夜间脱水，又能促进血液循环，降低心脑血管疾病风险。不过需要注意的是，睡前切勿大量饮水，否则可能导致频繁起夜，影响睡眠质量。建议睡前1小时喝 100 ～ 150mL 的温水，既舒缓助眠，又不会造成负担。

　　此外，中医学认为，根据个体体质的差异，饮水量应当进行个性化调整。例如，阳虚体质人群（常表现为怕冷、手脚冰凉，舌胖大、苔白，身体代谢较慢）不适合大量饮水，大量饮水反而容易导致"水湿内停"，加重身体不适。对这类人群来说，建议每日饮水量控制在1500mL以内，并选择温水代替冷水，以护养脾胃；同时，少量多次分饮，每次100~150mL最为适宜，亦可小口频服。

　　而对于其他体质的人群，也要遵循"细水长流"的原则，不要等口渴了才喝水，要逐步补充，让身体保持最佳的水分平衡状态。

小贴士　科学饮水，滋养身心

　　喝水看似简单，但要掌握时间和方法，才能发挥更大的作用。早晨启动代谢，上午提升专注力，餐前润滑肠道，下午提神醒脑，睡前放松舒缓——喝对了水，你的身体会更轻盈，精力也会更充沛。当然，不同体质的人需要调整自己的饮水方法，适合自己才是关键！

必须知道的5个减肥底线

　　在减肥的道路上，很多人为了追求快速见效，不惜采用极端的方式，比如节食、过量高强度运动或盲目服用减肥产品。然而，这些极端方式不仅会让减肥没有成效，还会伤害身体健康，得不偿失。健康减肥并非"以苦为美"，而是科学地安排饮食与运动，同时守住以下 5 个减肥底线，才能达到健康减肥的效果。

一、不要盲目拒绝主食

很多人减肥的第一步就是"戒米饭、戒面食"，甚至试图通过完全不吃碳水化合物来达到快速瘦身的目的。确实，短时间内减少碳水化合物的摄入量能够让体重有所下降，但这是因为身体消耗了贮存的糖原和水分，而不是脂肪，一旦恢复正常饮食，体重很容易反弹。此外，盲目拒绝主食还会让身体缺乏必要的能量供应，导致血糖不稳定，从而引发头晕、疲惫、注意力下降等问题。有研究表明，长期低碳水化合物饮食还会影响情绪稳定，让人更容易烦躁，甚至焦虑、抑郁。

健康减肥应适量摄入复合碳水化合物，如糙米、燕麦、全麦面包等。这些食物可以为大脑和身体提供持久的能量，同时避免因低血糖导致暴饮暴食。减肥并不等于与主食绝缘，而是需要智慧地选择健康的食物来源。

二、不要过度节食

以极低热量为主的饮食会让体重暂时下降，但同时也会对身体的代谢系统造成负面影响。当身体感知到长期的热量不足时，会自动进入"节能模式"，降低基础代谢率，从而减缓脂肪的消耗。最糟糕的是，一旦恢复正常饮食模式，体重会迅速反弹，甚至超出节食前的体重水平（俗称"溜溜球效应"）。

减肥更应该注重均衡饮食，确保每天摄入 1200 ～ 1500kcal 的基础热量，并合理分配蛋白质、脂肪和碳水化合物的比例。

三、不要忽视运动

单靠"少吃"来减肥并不健康，还容易造成肌肉流失，久而久之可能会让身体看起来松弛无力。运动是减肥过程中不可忽视的一环，它不仅能消耗热量，还能改善身材比例，增强心肺功能和力量。

最适合燃烧脂肪的运动莫过于有氧运动与力量训练相结合。有氧运动（如快走、跑步和骑车），可以直接消耗脂肪，而力量训练则能增加肌肉量，提高基础代谢率，让你即使在休息时也能燃烧更多热量。

四、不要牺牲健康来追求速度

"1 个月瘦 5kg""1 周暴瘦 2.5kg"，这些快速减肥的口号充满诱惑，但以牺牲健康为代价的体重降低得不偿失。快速减肥往往伴随着脱水、肌肉流失、营养不足等问题，对身体的损害可能是长期且不可逆的。

健康的减肥速度应该是每周减重 0.5 ～ 1kg。这种速度的减肥方式不仅更可持续，还能避免因为快速反弹带来挫败感，进而陷入减肥的恶性循环。

五、不要忽略睡眠和减压

减肥不仅仅是"吃"和"动"的问题，"睡"和"心情"同样起着关键作用。长期熬夜会导致胰岛素抵抗，扰乱新陈代谢，同时抑制瘦素分泌，导致饥饿感增加。而压力大时，体内的皮质醇水平升高，也会促进脂肪的积累，尤其是在腹部。

保持每晚 7 ～ 8 小时的优质睡眠，并保持良好心情，通过瑜伽、冥想或深呼吸等方式减压。这样能够促进身

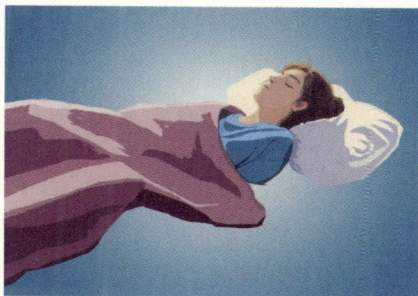

体更高效地燃烧脂肪，有助于减肥。

　　减肥是一场耐心和科学兼备的旅程，盲目追求速度或采用极端手段可能因小失大。通过合理选择主食（健康碳水化合物）、避免过度节食、坚持科学运动，以及保持健康的减肥速度和稳定的情绪与睡眠，才能真正实现"减重不减健康"。记住，减肥的终极目标并不是单纯"变瘦"，而是拥抱一个更健康、更有活力的自己！

看懂包装袋：配料表前三位决定食品本质

　　如今，越来越多的人开始关注饮食健康。面对超市货架上琳琅满目的食品时，如何挑选更健康、更适合自己的产品？答案其实就藏在包装袋的配料表和营养成分表中。配料表的前三种成分决定了食品的"本质"，而营养成分表则提供了食品健康价值的直观数据。接下来，我们将详细解读这两项内容，学习如何通过包装袋看穿食品的"真面目"。

一、配料表的排序规则：成分含量决定位置

　　食品包装上的配料表是按照用量从高到低的顺序排列的。市场上销售的任意包装食品，在外包装袋上都有食品标签信息，包括食品配料、日期信息、营养成分表及相关营养信息等。营养成分表包

含营养成分的名称、含量和营养素参考值（nutrient reference value，NRV）。

　　配料表第一位的成分占比最高，第二、第三位依次递减。因此，通过排名前三位的配料，我们可以清楚地知道食品的主要成分是什么，也能快速判断其健康属性是否符合需求。例如，一款标有"全麦面包"的产品，应该期待配料表排名第一位的成分是"全麦粉"，而不是"小麦粉"或"白砂糖"。如果全麦粉排名靠后甚至缺席，那么这款面包所谓的"全麦"属性不过是营销噱头，并不能达到减脂的目的。

二、警惕夸张的广告词：关键看内容，别被忽悠

　　很多食品包装袋上的宣传语写着"低脂""零糖""健康"等字样，但这些标签未必完全可信。细看配料表和营养成分表，往往能揭开成分的真相。

1. "低脂"食品

　　"低脂"食品可能在"脂肪"含量上降低了，但添加了大量糖分或增稠剂来提升口感，反而会对血糖造成负面影响。

2. "无糖零食"

　　"无糖零食"中虽然没有添加"白砂糖"，但却可能含有果葡糖浆、麦芽糖等"隐性"糖，它们对血糖的影响同样不容忽视。

　　因此，在挑选食品时，务必要结合配料表和营养成分表进行细致的分析，广告词仅供参考。

三、配料表前三位决定食品本质：注意核心成分是否健康

1. 饼干和蛋糕

　　如果配料表的前三位包括白砂糖、精制面粉和植物油，则意味

着这款食品的本质就是高糖、高脂和高热量，且缺乏有益营养，不宜多吃。

2. 饮料

很多标榜"果汁饮料"的产品，其第一位的配料是水或白砂糖。这种饮料往往果汁含量极低，糖分和热量却偏高。健康选择是100%纯果汁或不加糖的茶类饮品。

3. 零食

零食中如果配料表前三位包括糖、植物油或食盐，就需要警惕，这往往暗示热量或盐分过高。如果每100g食品的钠含量大于600mg，则属于高钠食品，应尽量避免食用，尤其是薯片、方便面等加工食品。

四、营养成分表完全解析：看懂每100g含量和NRV

除了配料表，另一个必看的信息就是营养成分表（表3-1）。它详细列出了食品的营养指标，如热量（能量）、蛋白质、脂肪、碳水化合物、钠等。理解其中的关键参数，能让我们更科学地判断食品是否值得选择。

表3-1　营养成分表示例

项目	每100g	NRV%
能量	2096kJ	25%
蛋白质	9.7g	16%
脂肪	24.2g	40%
碳水化合物	60.9g	20%
钠	723mg	36%

1. 营养成分项目

第一列"项目"为该食品所含全部营养成分，主要看能量、蛋白质、脂肪、碳水化合物4项，某些食品还会标出"反式脂肪酸"。

需要注意的是，只要在营养成分表中出现了反式脂肪酸，即便标注是"0"，也不等于不含反式脂肪酸，因为按照《食品安全国家标准：预包装食品营养标签通则》（GB 28050—2025）的相关要求，食品中反式脂肪酸含量 ≤ 0.3g/100g 就可以标为"0"反式脂肪酸。

2. 含量

食品的能量单位是千焦（kJ），通常我们会用千卡（kcal）来作为热量单位，1kcal ≈ 4.184kJ，故上图中的 145kJ，约为 35kcal。某些微量元素，比如钠，单位为毫克（mg）。

3. 营养素参考值（NRV）

食品标签中的营养素参考值表示每100g或每100mL或每份食物中营养素含量占营养素参考值的百分比，而营养素参考值百分比（NRV%）是指100g或100mL或1份食物所含的某种营养成分，可以给成年人提供1天需求量的百分比。比如，上表中能量的NRV%为11%，就是指每吃100g该食物，就摄入了1个成年人1天所需热量的11%。

学会看NRV%，就可以在挑选食品时选择更符合自身身体状态的食品。比如慢性肾病患者，应选择蛋白质NRV%低的食品，控制蛋白质摄入量；高血压患者，应选择钠NRV%低的食品；肥胖症患者，应选择脂肪NRV%低的食品，控制脂肪摄入量。

4. 学会选"三低一高"食物

（1）低脂食品：如果食品中不含脂肪，其脂肪含量应 ≤ 0.5g/100g（mL）；如果是低脂食品，脂肪含量为固体 ≤ 3g/100g，液体 ≤ 1.5g/100mL；如果是脱脂食品，脂肪含量为液态奶和酸奶 ≤ 0.5%，乳粉 ≤ 1.5%。

（2）低糖食品：每100g或100mL食品中糖含量 ≤ 5g。

（3）低钠食品：每100g或100mL食品中钠含量 ≤ 120mg。

（4）高蛋白食品：当食品营养成分表中蛋白质含量 ≥ 12g/100g，

或 ≥ 6g/100mL，或 ≥ 6g/420kcal 时，则为"高蛋白"或"富含蛋白质"食品。

5. 分清"有机""绿色""无公害"

目前市面上有很多"绿色蔬菜""有机食品""无公害蔬菜"，带有这 3 种前缀的食品都是经过国家权威机构认证的一类安全食品，其安全性从高到低依次为有机食品、绿色食品、无公害食品。

有机食品：种植原料的土地经过了至少 3 年的转换，成为有机种植土地，且使用的种子不能是转基因品种，并且在纯自然状态下生长，全程禁止使用农药、化肥，只采用生物、物理方法和人工捕捉等综合方式防治害虫，确保从原料到产品的有机完整性和可追溯性。

绿色食品：在生产加工过程中限量使用了农药、化肥等合成物质。

无公害食品：农药残留、重金属和有害微生物等卫生质量指标控制在国家规定范围内。

五、选购建议：营养成分表与配料表相结合

健康食品通常具有一个共同点——它们的配料和营养成分简单而透明，无多余添加，且健康营养成分含量高。

1. 酸奶

优质酸奶的营养成分表中，糖含量应低于 6g/100g，蛋白质 ≥ 3g，且配料表中只有生牛乳和菌种。

2. 坚果

天然坚果的钠含量接近 0，能量和脂肪含量相对合理，配料表仅包含单一坚果成分。

3. 全谷物食品

燕麦片等全谷物食品，膳食纤维含量高，糖分和脂肪含量较

低，是日常饮食的优选。

小贴士 **读懂标签，避免陷阱**

　　配料表与营养成分表是揭示食品"真相"的关键。配料前三位体现了食品的主要成分，再结合每 100g 含量和 NRV，可全面评估其对健康的影响。挑选食品时，应选择配料简单、营养均衡的食品，避开高糖、高钠、高脂的陷阱。从现在开始，让我们学习解读食品标签，为自己的健康把关吧！

躲开伪健康陷阱：果汁和粗粮饼干的真相

　　随着"体重管理"这一话题逐渐升温，越来越多的食品开始走健康低脂路线，但其中难免会混杂伪健康陷阱。这就需要消费者擦亮眼睛，谨慎选择。

一、伪健康食品的定义与特征

（一）营销包装套路

　　1. 写着"0 添加蔗糖"的食品并不一定含糖量低，还可能含有果葡糖浆或蜂蜜。

　　2. 打着"富含膳食纤维"旗号的食品可能膳食纤维的实际含量 < 3g/100g。

　　3. 号称"天然无负担"的食品可能是高能量密度食物。

（二）识别三要素

1.配料表前三位

配料表成分按含量从高到低排序，其中前三位占食品总成分的70%以上。若前三位成分中出现精制糖或油，说明该食品以高热量成分为主，健康宣传多为噱头。白砂糖、果葡糖浆、蜂蜜、浓缩果汁、麦芽糖浆等均属于添加糖。氢化植物油、起酥油、植物奶油等都属于油脂的加工衍生形式。

2.钠含量

营养成分表中标注的钠含量＞ 300mg/100g 的食品则可视为高盐的"伪健康"食品。

3.加工方式

加工会破坏食物的原生营养成分，普遍观点认为，加工精度越高，营养成分流失越多。

二、果汁的甜蜜陷阱

很多人认为，与奶茶、碳酸饮料等相比，果汁是健康饮料。殊不知，当水果以"果汁"的形式存在时会含有大量的糖分和热量。常见水果及果汁的营养成分对比见表 3-2。

表 3-2　常见水果及果汁的营养成分对比表

类型	热量（kcal）	糖分（g）	膳食纤维（g）	维生素 C（mg）
橙子	60～65	12～15	3.5	70
橙汁	130	25～28	0.5	150
石榴	100～150	13～16	4～6	24
石榴汁	150～200	30～40	几乎没有	0.3
葡萄	110	13～18	1～2	32
葡萄汁	135	16～20	＜0.5	0.3

通过表中数据可以看出，果汁的营养价值要远低于水果本身，因此更建议大家直接吃水果而非饮用果汁；但因为水果中富含果糖，所以血糖偏高的人或糖尿病患者应少吃。

三、粗粮饼干的伪装术

1. 健康悖论

粗粮含有丰富的膳食纤维、维生素和矿物质，低糖、低脂，还容易使人产生较强的饱腹感，因此是减肥人群的极佳选择。而市面上销售的一些粗粮饼干，其中的粗粮在经过精加工制作成饼干后，GI 值大幅升高，只需吃一口，血糖就会"飙升"，能量就会"爆表"。此外，制作粗粮饼干时会添加氢化植物油来优化饼干的口感，殊不知这其实是披着"酥脆可口"伪装的反式脂肪酸"刺客"。

2. 自制解决方案

市面上销售的粗粮饼干质量参差不齐，我们可以自己在家里制作粗粮能量棒来代替粗粮饼干。以下为家庭版全麦燕麦能量棒制作教程。

【原料】即食燕麦 150g，香蕉 2 根，鸡蛋 1 个。（这 3 种为基础原料，还可以根据个人喜好对配方进行调整，如加入奇亚籽、杏仁等健康食材）

【制法】将香蕉打成泥，与鸡蛋搅拌均匀，然后加入燕麦并充分搅拌，最后将混合物捏成长条状放入烤箱烤制（上下火 170℃预热后，中层烤 25 分钟）。

每根家庭版全麦燕麦能量棒的热量约为 120kcal（市售款通常 > 200kcal）。

四、科学检测三步法

（一）配料表侦察术

1. 警惕"小麦粉＋麸皮"冒充全麦粉

全麦粉为慢碳（低 GI），食用后不易发胖，而小麦粉是快碳（高 GI），相对而言食用后容易发胖。但一些商家会用"小麦粉＋麸皮"来冒充全麦粉，看似成分相同，但其实质还是容易致胖的快碳。

2."植物油"未注明具体种类

若"植物油"未注明具体种类，则可能含棕榈油。棕榈油含有较高含量的饱和脂肪，对于减肥者极不友好，但一些饼干的配料表里只标注了"植物油"，因此消费者应该警惕商家用此方法回避使用棕榈油的事实。

（二）营养换算公式

1. 膳食纤维含量

膳食纤维含量 = 膳食纤维量（g）/ 食物重量（g）

膳食纤维的摄入应遵循适量原则，过多或过少均不利于健康。根据《中国居民膳食指南》建议，成年人每日应摄入 25 ～ 30g 膳食纤维，具体需结合个体消化能力和健康状况调整。

2. 能量密度

能量密度 = 能量（kcal）/ 重量（g）

该比值小于 3 为低能量密度食物，大于 4 则为高能量密度食物。

（三）实验室级家庭检测

对于已经购买的粗粮饼干和果汁，我们可以通过一些简单的家庭检测方法来确定其是否真正健康。

1. 粗粮饼干泡水实验
真粗粮吸水膨胀明显，而假粗粮膨胀幅度较小。

2. 果汁静置分层测试
天然果汁会出现果肉沉淀，勾兑果汁则清亮无沉淀。

五、消费者避坑指南

1. 选购原则
果汁类型选择：从营养成分流失和添加剂角度来说，超高压灭菌（high pressure processed，HPP）＞非浓缩还原果汁（not from concentrate，NFC）＞浓缩还原果汁（from concentrate，FC）＞果味饮料（fruit beverage，FB）。

粗粮制品配料表首位最好为全谷物（如全麦粉≥50%）。

2. 搭配原则
喝果汁必配坚果（少量脂肪可延缓糖吸收）。

吃饼干搭配绿茶（茶多酚抑制脂肪合成）。

3. 特殊人群警示
糖尿病人群：果汁每日≤100mL（须监测血糖）。

减脂人群：粗粮饼干单日≤20g（代替非加餐）。

六、健康饮食三定律

1. 完整度定律
未加工＞粗加工＞深加工。

2. 透明度定律
配料表越短越安全。

3. 平衡度定律
搭配整体营养评估。

小贴士　擦亮眼睛，理性选择

在追求健康生活的道路上，理性选择比盲目跟风更重要。果汁和粗粮饼干的"健康"标签常隐藏陷阱，只有擦亮眼睛，学会解读配料表及使用检测方法，才能避开高糖、高热量等问题。选择真正天然营养的食材，结合科学搭配，才能实现健康与体重管理双赢的目标。

第二章

了解你的饮食心理：为什么总是管不住嘴

是饿还是馋，1 秒分辨真假饥饿

一、为什么我们总被"假饥饿"欺骗

深夜追剧时，手总不自觉地伸向薯片袋；工作压力一大，抽屉里的零食就通通下肚……

研究显示，75% 的非正餐进食行为受情绪影响。心理性饥饿就像手机里的诈骗短信，它们披着"紧急通知"的外衣，诱导我们摄入多余热量，进而引发肥胖。

如果把身体比作智能手机，生理性饥饿就是系统低电量警告，提醒你及时补充能量；心理性饥饿则是伪装成更新系统的广告弹窗，利用焦虑、无聊等情绪漏洞，引诱你吃东西。学会区分二者，是掌控健康饮食的第一步。

二、生理性饥饿与心理性饥饿的区分法则：看懂你的"系统通知"

1. 信号来源：胃部"震动"与大脑"弹窗"

生理性饥饿——胃部持续空鸣，伴随手抖、头晕等低血糖反应。

心理性饥饿——由特定场景触发，就像是手机收到定位而推送

的餐厅广告。

2. 时间规律：生物钟与情绪钟

生理性饥饿——就像人体的生物钟，感到饥饿的时间较为规律，一般为进食后 5～6 小时。

心理性饥饿——在人感到焦虑、压力大等情绪变化较剧烈的时候突然出现。

3. 食物选择：万能充电器与原装充电器

生理性饥饿——任何食物都能缓解。

心理性饥饿——只渴望特定食物。

4. 终止机制：断电保护与强制刷新

生理性饥饿——饱腹感较为明显，吃饱即停。

心理性饥饿——越吃越想吃，过程中不易感受到饱腹感，吃完后才发现自己吃撑了，而且往往结束后伴随愧疚感，甚至通过催吐或大量高强度运动将吃进去的热量排出或消耗掉。

5. 中医舌诊：系统自检报告

"真"饥饿——舌苔薄白湿润。

"假"饥饿——舌边发红、苔黄厚腻，以上均是肝火旺盛、脾胃负担过重的表现，就像是手机弹出的"存储空间不足"警告。

三、中医解码：身体系统的"自我检测"

1. 胃气检测法

生理性饥饿——手掌轻按上腹部，按压时有空虚感，进食后缓解。

心理性饥饿——手掌轻按上腹部，按压时反酸，伴有胀闷感。

2. 情绪溯源术

不良情绪引起食欲变化的中医解读见表 3-3。

表 3-3　情绪溯源

情绪状态	典型食欲	中医解读
焦虑	疯狂嗜甜	心气虚，需要"清理缓存"
愤怒	渴望冰、辣	肝火旺，需要"系统降温"

3.气血监测仪

（1）月经前暴食：月经前暴食实为"气血银行"短期透支的误判。在月经来潮前身体的基础代谢率以及雌、孕激素水平较高，可能出现消化功能增强，胃肠蠕动加快，进而引发暴饮暴食现象。

（2）熬夜后贪吃：长期熬夜和作息不规律会导致内分泌失调，干扰消化系统的正常运作。胃肠道无法正常吸收和利用食物中的营养物质，使人在夜间容易产生饥饿感，进而引发暴饮暴食的冲动。

4.终极测试：饥饿信号红黑榜

生理性饥饿与心理性饥饿的不同表现见表 3-4。

表 3-4　饥饿信号红黑榜

类型	表现
红色警报（生理性饥饿）	晨起胃部空鸣，手脚略发抖；运动后肌肉乏力，心慌气短
黑色弹窗（心理性饥饿）	看完吃播视频后突然"饿"；情绪波动时莫名想吃巧克力

四、防骗指南：给食欲装上"防火墙"

1.3 秒紧急制动

当饥饿感来袭，立即启动"灵魂三问"。

我的胃在咕咕叫吗？

我能接受任何食物来缓解饥饿感吗？

饥饿感持续超过 10 分钟了吗？

2. 场景隔离术

（1）将身边的高热量零食用无糖或低卡的零食代替。

（2）将家中常待地方的零食换成难剥壳的坚果等。

小贴士　自我检测，匹配"优质电源"

　　我们的身体就像一台精密的通信设备，只要我们积极读懂身体的"系统通知"并进行"自我检测"，学会区分生存需求与情绪噪声，就能从此告别无意识进食，让每一口食物都成为精准匹配生命需求的"优质电源"！

识别高风险饮食场景

一、脾胃是身体的"交通控制中心"

　　倘若把人体的代谢过程比作交通系统，那么脾胃便是我们身体的交通控制中心。脾胃将我们吃的食物转化成各类营养物质，并将营养物质通过血液运输到全身各处。但随着生活节奏加快，现代人在饮食上出现了许多"交通拥堵"现象，如暴饮暴食、狼吞虎咽、不按时吃饭等。这些现象也在一定程度上导致了肥胖的发生。因此，学会识别"事故路段"对于我们进行体重管理有重要意义。

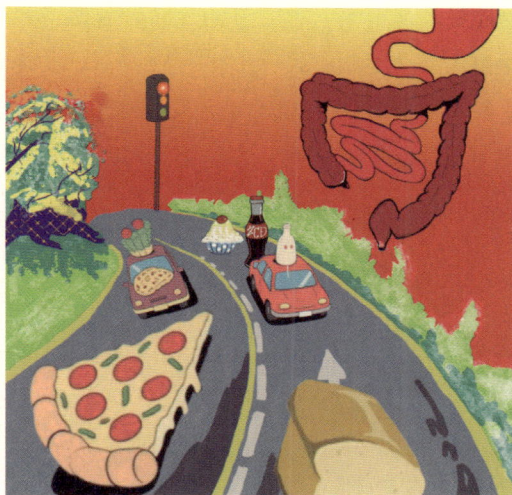

二、四大高风险"事故路段"识别

1. 深夜食堂区

23:00后，脾胃功能较弱，此时进食的食物不易被身体消化吸收，进而容易出现下列症状：①失眠多梦；②睡着后胃胀、反酸，有时甚至会被呛醒；③早上起床后口苦、口干；④身体虚胖水肿，出现如脸肿、戒指卡手指等现象。

2. 情绪暴食带

在压力大或情绪悲伤时人会产生"心理性饥饿"，进而出现暴饮暴食的现象，这无异于向锅炉里丢火药。此时，身体容易出现下列症状：①舌边齿痕加重，即舌边缘的牙印较其他时期明显；②自觉胃胀，并伴有便秘或胃痛等表现。

3. 社交宴饮区

在聚餐或酒局过程中，酸、苦、甘、辛、咸5种味道的食物摄入过量，或冷热食物交替摄入，身体容易出现下列症状：①胃胀、腹痛、腹泻甚至伴有呕吐等现象；②身体出现水肿。

4. 碎片化进食区

不定期、持续性地吃零食就像给消化系统安装了一个永不停歇的引擎，身体容易出现下列症状：①舌苔厚且腻；②大便粘马桶。

三、中医"交通指示灯"识别法

1. 舌象自查：消化道的实时监控

正常舌象：舌体颜色淡红，舌苔薄且色白。

风险舌象：舌苔黄腻如油污路面，舌裂纵横似龟裂大地。

2. 二便预警：代谢系统的排水日志

小便浑浊如淘米水，提示过度食用了过咸、辛辣、油腻、甜腻的食物，或是饮酒过量；此外，暴饮暴食后同样有可能出现。

大便粘马桶壁，提示过量食用了冷饮、甜食或辛辣刺激食物；此外，暴饮暴食后也有可能会出现。

3. 整体表现：身体感应信号

如果身体出现以下症状，请及时调整饮食习惯：①饭后昏昏欲睡（体内大部分血液被调往消化前线，脑部供血减少，因此昏昏欲睡）；②身体无故水肿（脾不能将水液及时运输到恰当的地方，导致水肿）。

四、中医"道路养护"三原则

1. 辰时养胃法

7：00—9：00胃经当令，此时胃主消化，因此可以在这段时间内吃早餐。早餐可以搭配一碗小米粥以起到健脾养胃的作用。

2. 阴阳调和

饮食要注意寒热平衡。在吃寒性食物时，可以搭配热性食物，如吃螃蟹时可以在蘸料中加入生姜碎。

3. 节气养护

在三伏天可以饮用陈皮茯苓茶，以祛除体内的湿气，进而确保脾胃功能的正常运行。在秋分前后服用银耳百合羹，可以滋养胃阴，增强脾胃的"交通管控"功能。

小贴士　智慧导航，及时"刹车"

建立身体的"智慧导航系统"，识别高风险饮食场景。在"求食若渴"的时候能够及时"刹车"，让体重管理更加轻松！

判断你的饮食性格类型

一、饮食如四季，你的"胃口气象"是哪种

春夏秋冬，各有风情。其实我们的饮食习惯也像四季一样，蕴藏着独特的"气候密码"。有人吃饭如春风拂面，浅尝辄止；有人像盛夏骄阳，大快朵颐；有人如秋日囤粮，多多益善；还有人似寒冬腊月，冷淡克制。中医常说"脾胃为后天之本"，饮食性格就像一面镜子，照出了我们身体和心理的"天气状况"。

二、饮食性格的"中医密码"

根据中医理论，可以把脾胃看作身体的"中央厨房"，它们负责将食物转化为气血。形象地说，脾胃的功能运作如同烹饪，胃火

太旺的人就像猛火快炒，狂吃不胖；脾虚湿重的人则像小火慢炖，"喝水也长肉"。

　　然而，人们往往存在认知误区。其实，吃得多≠饿得快，也可能是"情绪型饮食"在作祟；吃得少≠能瘦，其根源或许是"代谢型懒惰"。因此，明确自己的"饮食 MBTI"可以更好地调节饮食习惯，有益于养护脾胃和保持健康。

三、五大饮食性格诊断：判断你的"饮食 MBTI"

1. 饕餮型

【特点】吃饭如战场，风卷残云，常因"太好吃"而停不下来。

【中医密码】胃火亢盛，脾虚不运。好比锅炉火太旺，燃料（食物）被烧光，但转化能量的"传送带"（脾）却卡壳，最终导致脂肪堆积。

【"饮食 MBTI"自测】是否饭后常打嗝、腹胀？是否偏爱重口味？

【饮食建议】清胃火＋健脾。日常可以吃绿豆薏米粥、山药小米粥等食物。

【养生建议】饭前按压内关穴 3 分钟以抑制食欲，饭后按揉足三里穴以促进消化。

2. 纠结型

【特点】饮食受情绪影响严重，在"狂吃 3 天"和"绝食减肥"间反复横跳。

【中医密码】肝郁气滞，心脾两虚。情绪像一根绷紧的皮筋，稍一用力（压力过大）就断，转而用食物填补空虚。

【"饮食 MBTI"自测】是否压力大时"狂炫"奶茶、炸鸡？是否总在深夜"报复性进食"？

【饮食建议】疏肝＋养心。日常可以饮用茶饮，如玫瑰陈皮疏肝茶、酸枣仁百合安神茶。

【养生建议】日常可以练习八段锦，释放情绪压力。

3. 佛系型

【特点】对吃饭毫无热情，经常忘记按时吃饭，每次吃两口就饱。

【中医密码】阳气不足，脾胃虚寒。这类性格人的身体像一台电量不足的取暖器，燃料（食物）不足，代谢越来越慢。

【"饮食 MBTI"自测】是否经常手脚冰凉？是否吃凉食易腹泻？

【饮食建议】温阳 + 醒脾。晨起喝姜枣茶暖胃，冬季喝羊肉萝卜汤温补阳气。

【养生建议】日常注意规律作息，保证充足睡眠，适量进行太极拳、八段锦、散步等低强度运动，以微微出汗为宜。

4. 侦探型

【特点】吃东西必看营养成分表，多吃一口米饭就焦虑。

【中医密码】思虑伤脾，气机紊乱。大脑像一台疯狂计算的电脑，让脾胃"死机"，越计算越吸收不良。

【"饮食 MBTI"自测】是否迷信"0 糖""0 脂"？是否因聚餐破戒而自责整周？

【饮食建议】安神 + 调理气机。可以食用南瓜小米粥以养脾胃，服用桂圆莲子汤来养心安神。

【养生建议】运用正念饮食法，即放下手机，吃饭时专注于食物的味道。

5. 社交型

【特点】为聚会而吃，重点不在吃，而是体验聚会的热闹氛围。

【中医密码】外湿蕴结，痰浊内生。频繁聚餐就像梅雨季节，湿气缠身，肚子松软如发酵面团。

【"饮食 MBTI"自测】是否常因"气氛到位"而吃撑？是否一

人食就随便凑合？

【饮食建议】祛湿＋化浊。平日可饮山药冬瓜排骨汤健脾利湿，还可饮用玉米须茯苓茶。

【养生建议】按压丰隆穴（外踝尖上8寸），每日按压5分钟，以排湿浊。

小贴士 **辨体施膳，吃出健康新气象**

衣服要合身，饮食也要"合性格"。有人需要给旺盛的食欲"降降温"，有人则需要点燃对食物的热情。中医调养的精髓在于"平衡"——胃火太旺便清火，脾阳不足便温补，肝郁气滞便疏解。懂饮食性格，才能打破"越减越肥"的恶性循环，让每一口饭都吃出健康的气象！

第三章

快速应对饮食冲动：5分钟急救法

快速平复食欲的感官干扰法

一、精准察觉：锁定食欲冲动信号

1. 身体本能感知

身体状态是食欲冲动的直观体现。若空腹时有明显饥饿感，可能是身体的正常需求；如果不觉得饿却嘴馋，多为饮食冲动。此外，身体的疲劳状态也会影响食欲。当人们过度劳累时，对高热量食物的渴望并非完全源于真实饥饿需求，而是大脑在寻求一种情绪安抚方式。同时，我们还要留意身体的一些细微变化，比如心跳加快、手心出汗等，这些现象可能暗示压力正在悄然引发食欲冲动。

2. 情绪波动洞察

情绪与食欲密切相关。焦虑时，人们常通过进食缓解情绪，无聊时也容易产生进食的念头。当察觉到情绪低落、烦躁不安或极度无聊时，就要警惕饮食冲动的出现了。

3. 环境因素识别

环境是诱发食欲的重要因素。空气中弥漫的诱人香味，电视里播放的美食广告，以及满是零食的聚会场合等，都可能成为激发食欲的"导火索"。当处于这些场景中时，要留意自己是否产生想吃东西的冲动。

二、前期筹备：打造抗食欲"百宝囊"

1.嗅觉类物品准备

准备薄荷、柠檬等有特殊香味的香薰或精油，或者薄荷糖、柠檬片等小零食。薄荷强烈的清凉气味可刺激嗅觉，干扰大脑对食欲的调控，分散注意力，让大脑暂时忽略对食物的渴望。柠檬的清新香气具有舒缓心情的作用，可以通过缓解焦虑、抑郁等负面情绪，减少因情绪引发的进食欲望。

2.听觉类资源储备

创建舒缓音乐歌单，包括古典音乐、白噪声等，缓解紧张情绪，减轻心理压力，抑制食欲；或下载冥想引导音频，用于放松身心，抑制食欲。

3.视觉类素材收集

收集健身达人减肥前后的对比照片，激励自己控制饮食。

4.触觉类工具准备

准备握力器和解压球等物品，它们可以帮助我们将注意力集中在手部的动作上。

三、即刻行动：5分钟抑制食欲冲动

第1分钟：嗅觉冲击对抗

打开香薰瓶，深吸薄荷、柠檬的清新气味；含服薄荷糖，用强烈的味觉刺激来抑制食欲。

第2~3分钟：听觉、触觉协同干预

听舒缓音乐或冥想音频，沉浸在放松的声音世界中；双手握住握力器，反复挤压，或揉捏解压球，感受手部肌肉的收缩与舒张。

第4~5分钟：视觉转移助力

查看手机里的对比图，强化心理暗示，转移对食物的注意力。

四、日常坚持：让克制食欲成为生活习惯

1. 工作学习场景

在工作学习的地方放置一个有刻度的大水杯，设定定时喝水提醒。每隔一段时间就喝一定量的水，既能补充水分，又能产生饱腹感，抑制食欲。

2. 居家场景

当在家中感觉无聊想吃东西时，立刻去做家务，这样不仅能让家里变得干净整洁，还能消耗热量，转移对食物的注意力。

每天睡前进行 10 分钟的全身拉伸，并在拉伸过程中听舒缓音乐，这样不仅能够放松身心，还有利于塑造良好的身体线条，进一步提升自我管理意识。

3. 外出场景

随身携带便携精油和按摩滚珠，感觉有食欲冲动时，可将精油涂抹在手腕、耳后等部位并轻轻按摩，通过嗅觉和触觉的双重刺激抑制食欲。外出时尽量避开小吃街、美食街等容易引发食欲的场所，减少嗅觉刺激，避免诱发生理性饥饿。

当出现焦虑、抑郁等情绪导致的食欲冲动时，可以选择外出踏青、游玩等方式舒缓心情，转移注意力，缓解情绪化食欲冲动。

小贴士　克制食欲，自律成就好身材

每一次克制食欲的瞬间，都是在与更好的自己许下约定。借助这些感官干扰法，我们可以在生活的细微处种下自律的种子。待它生根发芽，收获的不仅是轻盈的体态，更是内心的笃定与从容。生活将在自我掌控中绽放出别样光彩。

用替代行为打破馋瘾循环

在日常生活中，我们常常会被馋瘾"牵着鼻子走"。深夜追剧时，炸鸡的诱惑难以抵挡；路过蛋糕店，香甜的气息勾得人挪不动步……这些被馋瘾支配的瞬间，相信每个人都有过切身体验。这便是我们常说的"馋瘾循环"。

馋瘾看似只是对美食的一时贪恋，实则是潜藏在生活暗处的"健康杀手"与"生活秩序破坏者"。在身体健康方面，满足馋瘾易使我们摄入过多热量，引发肥胖，还可能诱发糖尿病。在生活习惯方面，馋瘾会打乱正常饮食规律，影响肠胃消化。在心理健康方面，满足馋瘾后，人们常常陷入自责与焦虑中，质疑自身控制力。因此，打破"馋瘾循环"刻不容缓。

一、寻找馋瘾触发因素

首先，我们需要弄清楚馋瘾是怎么被引发的。触发因素有很多，比如情绪低落时，很多人通过吃来寻求安慰；看到美食广告、路过熟悉的小吃店，这些环境因素也会勾起馋瘾；还有习惯问题，像有的人习惯在追剧时吃零食，久而久之，只要一开始追剧，嘴巴就停不下来。所以，当你又被"馋虫"找上门时，先别急着伸手拿食物，花点时间想一想，这次是什么原因让你想吃东西。

二、实用替代行为

（一）饮食替代

1. 方法

选择低卡高饱腹感食物，如黄瓜、番茄等；自制健康零食，如蔬菜脆片、燕麦能量棒等，操作简便又健康。

2. 禁忌人群

（1）肠胃比较脆弱、平时比较怕冷的人：这类人群消化功能较弱，过多食用寒凉性质的蔬果（如黄瓜、番茄）会加重肠胃负担，引发腹痛、腹泻等症状。

（2）糖尿病患者：有些水果含糖量高，如荔枝、西瓜等，大量食用易使血糖快速上升，不利于控制血糖。

（3）肠胃疾病患者：患有胃溃疡、肠炎等疾病的人，大量摄入蔬菜和水果，会刺激胃肠黏膜，加重炎症和溃疡，引发疼痛、消化不良等症状。

（二）运动替代

1. 有氧运动

（1）特点：运动强度低，节奏慢，持续时间长。

（2）常见项目：慢跑、快走、跳绳、骑自行车等。

（3）适宜人群：适合减肥人群。有氧运动能大量消耗热量，促进脂肪燃烧。对于年龄大和体质弱的人，因其运动强度低，更容易适应。

2. 无氧运动

（1）特点：强度高，节奏快，持续时间短。

（2）常见项目：短跑、引体向上、卷腹、杠铃卧推等。

（3）适宜人群：久坐人群容易出现肌肉力量下降、血液循环不畅、新陈代谢减缓等问题，无氧运动可以帮助他们改善身体的血液循环和代谢功能，提升肌肉力量。青年和中壮年人群，骨骼和肌肉条件好，能承受无氧运动的强度。

（三）习惯替代

1. 规律作息

（1）保证每晚7～8小时的睡眠，身体激素稳定了，食欲也会稳定。

（2）定时进餐，三餐规律。

2. 培养新习惯

（1）饭后不吃零食，或者出门散步半小时，这样既能消食，又能减少对零食的依赖。

（2）若习惯于一边看电视一边吃零食，就把吃零食换成喝水，慢慢改掉不良习惯。

三、实施要点

首先，要制订计划，明确打破馋瘾循环的目标和具体时间，让行动更有方向。

其次，打破馋瘾循环需要坚持和耐心，过程中可能会反复，这是正常现象，不要轻易放弃。

最后，多与朋友和家人交流，寻求他们的支持，并让他们监督和鼓励自己，增加坚持的动力。

小贴士 **巧妙替代，摆脱馋瘾**

打破馋瘾循环并不难，让我们行动起来，巧妙运用替代行为，摆脱馋瘾的困扰。从现在开始，迈出改变的第一步，开启健康生活之旅。

微量满足：解馋不踩雷，防暴食技巧

一、认识暴食：剖析隐匿的"健康杀手"

暴食，并不是单纯过量进食，而是一种难以自控的进食行为。许多人在焦虑、无聊等情绪的驱使下，会不自觉地大量进食，甚至不顾饱腹感，一直吃到撑得难受才罢休。

从生理角度看，暴食会导致体重迅速增加，肥胖风险大幅上升。不仅如此，肠胃也会因过度负担而出现消化不良、胃胀等问题。从心理层面来说，暴食后人们往往会陷入深深的自责与焦虑之中，自尊心受挫。长此以往，还可能引发抑郁情绪，形成"暴食—自责—更严重暴食"的恶性循环。

二、微量满足：开启防暴食的新征程

大脑的奖励机制如同一个渴望奖赏的"愉悦捕手"，当我们吃到心心念念的食物时，它就会被瞬间激活，释放出让人愉悦的信号。而微量满足，就像是在欲望萌芽之初，递上一颗恰到好处的甜蜜糖果，给大脑少量却精准的刺激，在满足欲望的同时避免过度进食。

例如，当你对巧克力垂涎欲滴时，吃一小口浓郁的黑巧克力（5～10g），大脑接收了满足信号，就会减少对更多巧克力的渴望。这样既享受了美食带来的愉悦，又不会摄入过多热量，能有效控制食欲，预防暴食。

三、实践指南：掌握微量满足的关键点

1. 食物选择

挑选高营养密度、口感浓郁的食物。黑巧克力丝滑醇厚，坚果

香脆可口，优质奶酪奶香四溢，这些食物能以较少的量提供丰富的味觉体验，满足口腹之欲。比如，只要大约 10 颗杏仁，就能带来香脆的口感和饱腹感。此外，杏仁还富含蛋白质和维生素 E。

2. 食量控制

使用精确的食物秤或小容量餐具，确保每次进食量控制在微量范围内。将想吃的食物预先分成小份，避免一次性接触过多的食物，降低过度进食风险。例如，当很想吃薯片时，先将薯片分成小袋，每小袋 30 ～ 50g，每次只吃 1 袋。

3. 进食节奏

细嚼慢咽，充分品味食物的味道和口感。这样不仅能更好地享受食物，还能让大脑及时接收饱腹信号，巧妙地避开进食过量的"陷阱"。

4. 环境营造

打造整洁、温馨的用餐环境，专注于进食过程，避免分心。使用精致的餐具，将食物摆放美观，提升用餐仪式感，让微量食物也能带来满足感。

5. 情绪管理

当情绪性进食冲动来袭，别慌！试着出门散步，在大自然中放松身心；或是戴上耳机，让音乐抚平内心的波澜；又或者进行一场冥想，使内心回归宁静。当感到焦虑时，不妨放下伸向冰箱的手，选择出门散步，让情绪随着步伐得到释放和舒缓。

四、践行要点：稳步迈向健康的关键

1. 营养均衡，全面呵护

开启微量满足之旅时，千万不要忽视营养均衡这一关键环节。身体如同精密的机器，各类营养素都是维持机器正常运转的必备"零件"。每餐精心搭配，让谷物、蔬果、肉类、奶制品等合理组合，确保身体摄取全面营养，为对抗暴食、拥抱健康全力护航。

2.耐心坚持，久久为功

要知道，养成微量满足的习惯绝非一朝一夕之功，它更像是一场漫长而意义非凡的马拉松，需要时间的沉淀和十足的耐心。在这个过程中，不要因为短期内看不到明显效果就半途而废，每一次成功践行微量满足，都是在为健康大厦添砖加瓦。只要坚持下去，你就会惊喜地发现，身体越来越轻盈，情绪越来越稳定，生活也会发生积极改变。

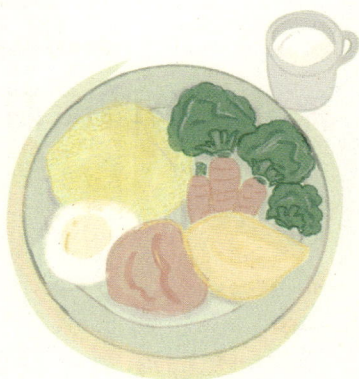

五、蜕变新生：开启健康生活新征程

微量满足，是我们对抗暴食的有力武器，也是我们重建健康饮食与生活秩序的关键。它不仅能够帮助我们控制食量，还能缓解焦虑，让我们重拾生活自信。从现在起，坚持微量满足，告别暴食阴霾，拥抱健康生活，让身心在点滴改变中重焕活力！

第四章

养成终身健康习惯：从对抗到平衡

改造环境：让健康选择毫不费力

在当下快节奏的生活中，健康生活的阻碍无处不在。走进超市，高糖饮料、油炸零食摆满货架；翻开餐厅菜单，满眼皆是油腻、重口味菜品；回看办公桌，上面堆满了速食饼干和咖啡……在这样的环境下，保持健康的生活方式确实颇具挑战。但是不要灰心，通过巧妙地调整和改善生活环境，我们可以轻松地做出有益健康的决策。

一、家居环境：打造健康生活的温馨港湾

1. 食品收纳

清理橱柜和冰箱，扔掉高糖、高脂、高盐的加工食品，如薯片、冰激凌等；用透明收纳盒分类存放健康食品，如水果、蔬菜等，并摆放在显眼处，让健康食材一目了然。

2. 设置饮水提示区

在客厅、卧室等经常活动的区域贴便签，提醒按时饮水；使用带有时间刻度的高"颜值"水杯，增加仪式感，培养定时饮水的习惯。

3. 开辟运动专属角落

在阳台、客厅等区域开辟运动角落，准备瑜伽垫、哑铃、弹力带等轻便的健身器材。同时，可以预留足够的空间用于八段锦和减

脂操练习，以确保动作舒展不受限。

二、工作环境：为高效与健康赋能

1. 桌面健康改造

清理桌面杂物，放置一小盆绿植，以舒缓压力，愉悦身心；摆放健康零食罐，装坚果和蛋白棒等健康食品，代替办公室常见的薯片、饼干等。

2. 茶水间焕新行动

将速溶咖啡、奶茶替换为赤小豆薏仁茶、冬瓜荷叶茶、大麦茶等健康饮品，可助力减脂；配备小型电水壶，方便煮水和制作简单养生饮品。

3. 鼓励站立与走动

使用可调节高度的办公桌，定时切换站立和坐姿工作；设置闹钟，每小时提醒起身活动 3～5 分钟，如在办公室走动、做简单伸展运动。

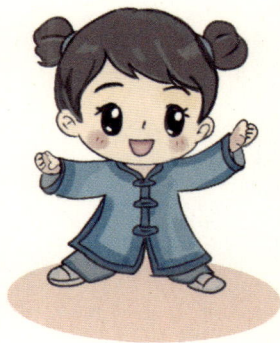

三、外出环境：轻松应对健康挑战

1. 餐厅选择策略

（1）可以提前在美食推荐平台筛选评分高、有健康菜品的餐厅。

（2）优先选择提供清蒸、水煮菜品的餐厅，少吃或避免油炸食物。

2. 购物清单规划

（1）去超市前先制订详细的购物清单，按照清单购买新鲜食材和健康食品。

（2）绕开超市高糖饮料、膨化食品货架，减少冲动购买。

3. 出行方式调整

（1）短距离出行可以选择步行或骑自行车，这样既能锻炼身体，又能减少碳排放。

（2）若路程较远，可提前查询公交、地铁路线，放弃打车，增加日常运动量。

四、社交环境：构建健康生活共同体

1. 健康聚餐新风尚

（1）组织朋友和家人等进行健康主题聚餐，如户外野餐，准备自制三明治、水果沙拉、无糖酸奶等低热量、健康的食物。

（2）在聚餐中轮流分享健康食谱和烹饪经验。

2. 成立运动互助小组

（1）与同事或邻居等组建运动小组，定期一起跑步、参加健身课程。

（2）与小组成员互相监督、鼓励，提高运动积极性和持续性。

3. 线上健康社群交流

加入线上健康饮食、运动打卡社群，分享每日健康生活点滴，获取他人经验和鼓励；参与社群组织的健康挑战活动，如21天健康饮食挑战。

小贴士　环境赋能，重塑生活习惯

改善环境，是迈向健康的关键一步。从温馨的住宅到忙碌的职场，每一处改善，都是健康生活的基石。这些看似不起眼的调整，却蕴含着巨大的能量，能在不知不觉中重塑生活习惯，让健康成为生活的底色。所以，勇敢地去改变吧！相信坚持下去，你就能更健康、更有活力！

正念饮食：重新学习"好好吃饭"

你是否留意到，如今很多人的饮食习惯正在不知不觉地"变味"？吃饭时，手机、电视成为标配，进食速度越来越快，情绪性暴饮暴食也时有发生。这些不良习惯不仅影响身体健康，还让我们逐渐失去了对食物的感知。而正念饮食，正是帮助我们重新学习"好好吃饭"、改善身心健康的有效方式。

一、认识正念饮食

正念饮食不是简单的节食或计算卡路里，它强调专注于当下，尊重食物和身体信号，能够帮助我们全身心地投入到进食过程中。通过这种方式，我们能更好地品味食物，感受身体的需求，从而达到更健康的饮食状态。

正念饮食有助于我们养成细嚼慢咽的习惯，减轻肠胃负担，促进营养吸收，还有利于控制体重，改善肠胃功能。同时，正念饮食让我们更加了解自己对食物的需求。

二、正念饮食的准备工作

1. 营造适宜环境

清理杂乱的餐桌和用餐区域，保持环境整洁、安静，减少外界干扰，如关闭电视、手机调至静音等。可摆放一束鲜花或点一支香薰蜡烛，营造温馨舒适的用餐氛围。

2. 调整心理状态

摒弃对食物的过度欲望，以平和的心态对待每一餐，提醒自己吃饭是为了滋养身体，感受食物给我们身体和心灵的馈赠，而非满足一时的情绪或口腹之欲。

三、正念饮食的方法与技巧

1. 进食前的觉察

在拿起餐具前，花 1～2 分钟观察食物的颜色、形状、质地，闻食物的香气，然后感受自己当下的饥饿程度，从 1 到 10 给自己的饥饿程度打分，避免在过度饥饿或饱腹时进食。

2. 细嚼慢咽

每口食物咀嚼多次，充分品味食物的味道、口感变化，感受食物在口腔中从完整到细碎的过程，让大脑有足够的时间接收饱腹信号。

3. 专注进食

吃饭时不做其他事情，不玩手机、不看电视、不聊天，将注意力完全集中在食物和进食动作上，感受每一口食物进入身体的过程，觉察自己的咀嚼、吞咽动作。

4. 倾听身体信号

在进食过程中时刻关注身体的反馈，当感觉七八分饱时，便停止进食，不要因为食物美味或不想浪费而强迫自己继续吃完，尊重身体对食物量的需求。

5. 接纳食物与情绪

不要因为吃了所谓"不健康"的食物而自责，接纳自己对各类食物的喜好和需求。当因情绪变化想吃东西时，先觉察自己的情绪，然后尝试通过散步、深呼吸等方式缓解异常情绪，而非立刻进食。

四、克服困难

1. 打破固有习惯的不适

刚开始实践正念饮食时，你可能会因打破快速进食、边吃边做其他事的习惯而感到不适应，但不要放弃，应耐心坚持，逐步延长专注进食的时间。

2. 情绪性进食的诱惑

当面对压力、焦虑等情绪引发的进食冲动时，尝试更多替代方法，如给朋友打电话倾诉、进行简单的拉伸运动等，以克服情绪对饮食的干扰。

小贴士　**正念饮食，远离"压力肥"**

正念饮食能够帮助我们重新建立健康的饮食模式，改善身心健康。让我们从现在开始，尝试正念饮食，重新学习"好好吃饭"，感受食物的美好，聆听身体的声音，拥抱更健康的生活。

弹性管理：拒绝极端，保持可持续

体重管理常被误解为一场"非黑即白"的战役——要么严格节食、疯狂运动，要么彻底放任自流。然而，极端化的策略常常因难以长期坚持而以失败告终，甚至引发代谢紊乱、情绪焦虑等问题。

近年来，社交媒体中出现了一些极端体重管理的现象。有的人通过极端节食追求"纸片人"身材，导致营养不良甚至晕厥；还有人因过度运动引发关节损伤或暴食反弹，陷入"自虐—崩溃—自责"的恶性循环。这些行为损害了生理健康，更扭曲了自我认知，催生了社交恐惧。

弹性管理的核心在于"平衡"与"可持续性"，主张通过动态调整饮食、运动及心理策略，将体重管理融入日常生活中，而并非追求短期速效。

一、弹性管理的核心理念

弹性管理的核心理念是"平衡"与"可持续性"。它不提倡极端节食或过度运动，而是鼓励个体根据自身的生活节奏和身体状况，灵活调整饮食和运动计划。这种管理方式不仅能减轻心理压力，还能提高长期坚持的可能性。

（一）适度饮食

1. 均衡营养

弹性管理强调饮食的均衡性，确保摄入足够的蛋白质、碳水化合物、脂肪、维生素和矿物质。避免完全剔除某一类食物，如碳水化合物或脂肪，这样可能会导致营养不均衡，从而影响身体的健康。

2. 适量控制

在饮食上，弹性管理提倡适量控制，而非严格限制。例如，可以设定每日的热量摄入目标，允许偶尔"放纵"，如每周享用甜点或聚餐 1 次。这种适度的灵活性有助于减少饮食上的心理压力，避免暴饮暴食。

（二）适度运动

1. 个性化运动计划

弹性管理建议根据个人的体能水平和时间安排，制订个性化的运动计划。大家不必追求高强度的运动，适度的有氧运动和力量训练同样有效。例如，每周进行 3 ～ 5 次中等强度的运动，如快走、游泳，或者在阳光下练习八段锦，这样既能保持身体健康，又不会过度消耗体力。

2. 灵活调整

当生活节奏发生变化时，弹性管理允许个体灵活调整运动计划。例如，工作繁忙时可以适当减少运动时间，但要保持基本的活动量，如每天步行 30 分钟。这种灵活性有助于保持运动的持续性，避免因过度压力而放弃。

二、弹性管理的实践框架

（一）饮食弹性化策略

1. 动态热量预算

基础方案：每日摄入热量＝基础代谢率 × 活动系数（1.2 ～ 1.5）。

弹性调整：根据当日运动量增减 200 ～ 300kcal，或每周设置 1 天"自由日"（不超过基础摄入热量的 120%）。

2. 食物选择的"交通灯法则"

绿灯食物（蔬菜、瘦肉蛋白）：占比 ≥ 60%。

黄灯食物（全谷物、健康脂肪）：占比 30% ～ 35%。

红灯食物（精制糖、油炸食品）：占比 ≤ 5%，但不禁绝。

（二）运动弹性化方案

1. "模块化运动"设计

将每周运动量拆分为多个模块，如每天 20 分钟快走 ＋ 2 次力量训练，允许根据时间灵活组合。

替代方案：家务劳动、通勤步行等非结构化活动可折算为运动量，如 30 分钟家务 ＝ 15 分钟有氧运动。

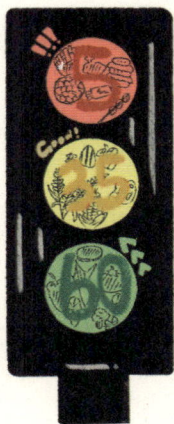

2. 强度波动原则

每周包含 1 ～ 2 次高强度间歇训练，其余时间以中低强度运动为主，避免持续性疲劳积累。

（三）心理弹性化支持

1. 接纳不完美

弹性管理强调接受体重管理过程中的不完美。偶尔的饮食失控或运动不足是正常的，不必因此而感到内疚或放弃，重要的是保持整体的平衡性和持续性。

2. 积极的心态

保持积极的心态，关注体重管理带来的积极变化，如体能的提升、情绪的改善等，而不仅仅是体重的数字。

小贴士　自我悦纳，拒绝极端

弹性管理倡导适度与灵活，拒绝极端，通过合理目标、自我监控和心理支持，帮助个体实现健康与幸福的平衡。它不仅是体重管理的方法，更是一种积极的生活态度。从今天起，用弹性管理拥抱健康，同时享受美好的生活吧！

第五章

吃货救星！三餐搭配公式

早餐万能公式：慢碳主食 + 优质蛋白 + 微量营养素

　　每天早晨，你是被闹钟叫醒的，还是被饿醒的呢？作为一天中的第一餐，早餐是极其重要的。据世界卫生组织的统计数据，全球约 30% 成年人长期不吃早餐。除此之外，乱吃早餐的现象也十分常见。长期不规律进餐或跳过早餐会导致胆囊收缩素分泌减少，胆汁在胆囊内过度浓缩则易形成胆结石。乱吃早餐，如长期食用高脂、高蛋白、高糖等食品，则容易导致营养失衡，并增加动脉粥样硬化等心血管疾病风险。而规律吃早餐可降低 25% 的糖尿病风险，提升 30% 的工作效率！

　　别再让不吃或乱吃早餐伤害你的健康，用"慢碳主食 + 优质蛋白 + 微量营养素"的万能公式，把早餐变成"能量火箭"吧！

一、早餐的三大核心要素：缺一不可的"健康拼图"

（一）慢碳主食——血糖稳定器

　　慢碳主食即低 GI 值（GI < 55）、消化吸收速度较慢的碳水化合物。这类食物含有较丰富的膳食纤维和复杂碳水化合物，因而能够延缓葡萄糖释放，避免血糖剧烈波动，延长饱腹感。

推荐来源：燕麦、藜麦、全麦面包、红薯、玉米等未经精加工或仅轻度加工的食物。

（二）优质蛋白——细胞修复师

优质蛋白须满足必需氨基酸种类齐全（含有人体无法自行合成的 9 种必需氨基酸，且比例接近人体需求）且必需氨基酸占总氨基酸的比例（EAA/TAA）高于 36%。

推荐来源：鸡蛋、牛奶、鸡胸肉、瘦牛肉、鱼类、大豆及豆制品等。营养学研究表明，水煮蛋的蛋白质易被人体消化吸收，吸收率高达 98%，因此水煮蛋也被称为"理想蛋白质来源"。

（三）微量营养素——身体隐形开关

微量营养素包括维生素（如维生素 B 族、维生素 C 等）、矿物质（如钙、铁、锌等）及植物化学物（如大豆异黄酮等）。

常见的微量营养素及其来源推荐如下。

1. 维生素 B 族

功效：在维持脑健康、代谢平衡、免疫功能正常和神经保护过程中不可或缺。

推荐来源：全谷物、蛋、瘦肉、动物肝脏、豆类、坚果和绿叶蔬菜等。

2. 维生素 C

功效：具有抗氧化、免疫增强、胶原合成支持及抗炎等作用。

推荐来源：彩椒、西蓝花、番茄、柑橘、猕猴桃、草莓和热带水果等。

3. 钙

功效：在骨骼健康、细胞信号传递、代谢调节、疾病预防等方面，发挥着重要作用。

推荐来源：牛奶、酸奶、奶酪、豆腐、豆浆、芝麻、杏仁和羽衣甘蓝（有"植物钙片"之称）等。

4. 铁

功效：对氧的运输与储存、能量代谢、酶活性、免疫调节、DNA 合成与细胞增殖等具有一定影响。

推荐来源：菠菜、牛肉、动物肝脏及血制品、贝类、豆类和坚果等。

二、避开这些坑，早餐才不白吃

常见早餐搭配误区与正确做法见表 3-5。

表 3-5　常见早餐搭配误区与正确做法对照表

误区	后果	正确做法
只吃碳水化合物	血糖骤升骤降，上午容易困倦	加 1 个鸡蛋或 1 小把坚果
纯牛奶＋面包	缺乏膳食纤维，易饿	搭配凉拌菠菜或苹果
喝果汁代替吃水果	糖分超标，营养流失	直接吃完整水果

三、实操食谱：5 分钟搞定健康早餐

食谱一：红薯糙米粥＋鹌鹑蛋＋凉拌菠菜

【慢碳主食】红薯 80g＋糙米 20g。

【蛋白质】4 个鹌鹑蛋。

【微量营养素】菠菜 100g。

【制法】红薯切块，与糙米同煮成粥，搭配鹌鹑蛋和凉拌菠菜。

食谱二：玉米卷饼＋鸡胸肉＋彩椒牛油果

【慢碳主食】玉米饼 1 张。

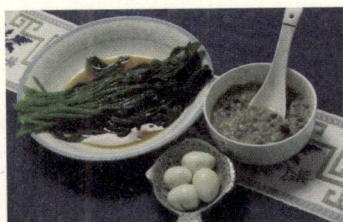

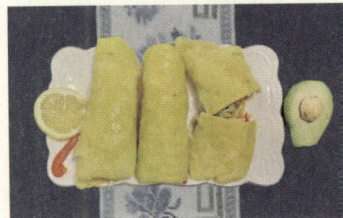

【蛋白质】少油煎鸡胸肉丝 50g。

【微量营养素】彩椒丝 30g＋牛油果 30g。

【制法】玉米饼加热后卷入所有食材，还可淋少许柠檬汁。

四、个性化调整：你的早餐你做主

1. 健身达人

增加蛋白粉至 30g，加 1 勺奇亚籽（Omega-3 助力肌肉修复）。

2. 控糖人群

用鹰嘴豆泥代替主食，搭配希腊酸奶。

3. 结合中医理论

脾胃功能差者：小米粥＋南瓜（温补脾胃）。

身体沉重、食欲减退人群：薏仁红豆粥（孕妇慎食）。

小贴士　早餐不是选择题，而是排列组合题

　　记住并应用好早餐万能公式"慢碳主食＋优质蛋白＋微量营养素"，根据自身情况灵活调整，用早餐开启健康轻盈的一天。健康打卡，从今天的早餐开始行动吧！

午餐餐盘法：蔬菜、蛋白和主食的视觉化配比

　　每天中午，面对琳琅满目的菜品，你是否也经历过"今天吃什么"的灵魂拷问？别担心，有一种简单又科学的饮食方法——餐盘法，不仅能帮你快速解决选择困难，还能吃出营养与健康！

一、餐盘法：把营养学原理"画"在盘子里

（一）核心理念

餐盘法的核心理念是视觉化配比——将一餐的食物分成3个区域。

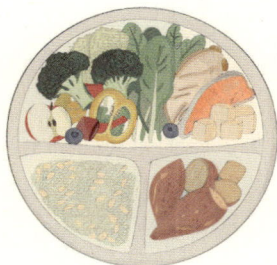

1. 蔬菜占半壁江山

餐盘的 1/2 留给非淀粉类蔬菜（如西蓝花、菠菜、彩椒），搭配少量低 GI（GI ≤ 55）水果（如苹果、蓝莓）。

2. 蛋白与主食各占 1/4

1/4 的区域放优质蛋白（如鸡胸肉、三文鱼、豆腐），剩下的 1/4 留给全谷物（如糙米、燕麦）或薯类（如红薯）。

（二）科学依据

通过限制精制碳水化合物和高热量食物的比例，间接控制总热量的摄入，同时保证膳食纤维、蛋白质和必需营养素的均衡。

二、餐盘法的"双重防护"：科学与文化的碰撞

（一）现代营养学视角

1. 降低代谢综合征风险

超加工食品（如炸鸡、蛋糕等）易引发血糖波动和炎症，而餐

盘法推荐的未加工食材能降低这类风险。

2.营养密度最大化

蔬菜提供维生素、矿物质和抗氧化剂，优质蛋白帮助肌肉修复，全谷物延缓血糖上升，三者协同作用，提升饱腹感和能量效率。

（二）中医智慧的灵活应用

餐盘法并非一成不变，而是可以根据四时养生原则进行灵活调整。

春季：调和养肝。可以增加绿色蔬菜（如芹菜、春笋）和豆类（如黑豆）的摄入量，促进新陈代谢。

夏季：清热养心。推荐苦瓜、冬瓜搭配绿豆汤，可清心火，缓解烦躁。

秋季：润燥养肺。可以选择南瓜、银耳和百合，滋阴润燥，止咳。

冬季：温补养肾。可以加入胡萝卜、山药和羊肉，三者共用有温补养肾的效果。

三、实操指南：轻松掌握餐盘法

1.选对食材

蔬菜：优先选择深色叶菜（如羽衣甘蓝、菠菜、苋菜等）和菌菇类（如香菇等）。

蛋白质：白肉（如鱼类、鸡胸肉等）优于红肉，植物蛋白（如鹰嘴豆、大豆及豆制品等）更健康。

主食：用糙米、藜麦等全谷物代替白米饭，用全麦面包代替精制面食。

2.搭配技巧

颜色搭配：根据中医"五色养五脏"理论，建议每日饮食覆盖

3 种以上颜色，如红（如番茄）、绿（如芦笋）、黄（如玉米）组合，视觉上更诱人，营养更均衡。

3. 灵活调整

健身人群：适当增加蛋白质比例（如 1/3 蛋白 + 1/3 主食 + 1/3 蔬菜），促进肌肉的生长与修复。

素食者：用豆腐、藜麦代替动物蛋白，确保铁和锌的摄入。

工作忙碌人群：如果实在没时间备餐，选择沙拉时记得"3 层原则"——底层蔬菜、中层蛋白、顶层坚果，最后淋上橄榄油和柠檬汁。

小贴士　餐盘法的终极目标——让健康成为习惯

餐盘法的精髓不是机械地"摆盘"，而是通过简单的规则培养健康直觉。当你习惯用"1/2 蔬菜 + 1/4 蛋白 + 1/4 主食"的框架选择食物时，"吃什么"的难题将迎刃而解，身体也会逐渐恢复轻盈、有活力的状态。

从明天开始，试着用手机拍一张你的午餐，看看是否符合"1/2 + 1/4 + 1/4"的黄金比例吧。

晚餐轻断食前奏：低 GI 主食选择与烹饪技巧

一、轻断食的热潮与科学密码

据统计，全球已有超过 3 亿人通过调整晚餐结构改善代谢。但是，很多中国家庭仍保持着"晚餐盛宴"的传统。夜间热量堆积已成为代谢综合征的隐形推手，而轻断食的关键，正是在这顿承前启后的晚餐中找到平衡点。

二、低 GI 主食：代谢友好型碳水化合物的选择逻辑

1. 定义

血糖指数（glycemic index，GI；又称血糖生成指数）是衡量食物中碳水化合物对血糖浓度影响的指标，反映食物引起血糖升高的速度和程度。GI ≤ 55 即为低 GI 食物，指通过原料选择和加工工艺优化延缓碳水化合物消化，同时符合高纤维或低糖等营养标准的主食类食品。相对于高 GI 食物，它的特点在于缓慢释放葡萄糖，有助于保持血糖水平的稳定，延长饱腹感，适合控糖和减脂人群。

2. 优选清单

全谷物：藜麦、燕麦、糙米、青稞。

薯类：紫薯、山药。

豆类：鹰嘴豆、红豆。

3. 代谢优势

研究显示，低 GI 主食可延长饱腹感 2 小时，持续缓慢释放葡萄糖，减少餐后血糖波动，避免胰岛素频繁分泌，有效改善胰岛素抵抗，还能够减少脂肪储存，增强脂质代谢，同时降低 2 型糖尿病和心血管疾病风险。

三、烹饪降 GI 的三大魔法

1. 温度与时间的精妙掌控

短时蒸煮（如藜麦 15 分钟）能保留谷物的完整结构，低温烘焙可减少快消化淀粉的生成。实验数据显示，同一份燕麦片，低温烘焙比传统油炸 GI 值降低了 28%。

2.拒绝高温油炸的代谢陷阱

蒸、煮、烤、空气炸等烹饪方式，可将淀粉糊化程度降低50%，有效降低食物的整体升糖效应。用厨房纸吸干豆腐的水分后无油煎制，不仅保留了植物蛋白，更将热量降低了40%。

3.膳食搭配的协同效应

当低GI主食与膳食纤维（如西蓝花）、优质蛋白（如鱼肉）和酸性食物（如蛋黄）组合时，混合膳食的GI值可降低35%。这就像给能量快车安装了减速带，让营养释放更平稳。

四、科学轻断食的黄金公式

1.能量控制

女性500～600kcal，男性600～700kcal。

2.营养结构

40%低GI主食＋30%优质蛋白+30%膳食纤维。

3.时间安排

建议于18：00～19：00吃晚餐。

五、科学破解常见误区

误区一：完全拒绝碳水化合物

完全拒绝碳水化合物会导致酮症风险增加。选择GI＜45的主食，如杂豆类的鹰嘴豆、红豆，既能稳定血糖又能为身体提供必需的碳水化合物。

误区二：蛋白质摄入不足

晚餐后2小时补充乳清蛋白，避免因摄入蛋白质过少而影响机体肌肉组织的生成与修复。长期蛋白质摄入不足会导致肌肉量减少，影响减重的效率。

六、选择推荐：低 GI 晚餐食谱

食谱一：藜麦豆腐能量碗

【材料】三色藜麦 60g，老豆腐 200g，西蓝花半朵，胡萝卜半根，紫甘蓝适量，裙带菜 10g，奇亚籽 5g。

【制法】藜麦浸泡后煮 15 分钟至透明，豆腐吸干水分后无油煎至金黄，搭配焯水蔬菜，撒奇亚籽，酱油和米醋（比例约 2：1）调味。

食谱二：南瓜虾仁轻断食餐

【材料】白虾 4 ~ 8 只，老南瓜 200g，芦笋 5 根，秋葵 5 根，白玉菇 50g，魔芋丝 1 盒。

【制法】白虾去虾线后煮 2 分钟，南瓜蒸 15 分钟，蔬菜焯水，搭配泰式酸辣酱（鱼露＋柠檬汁＋小米椒＋香菜）。

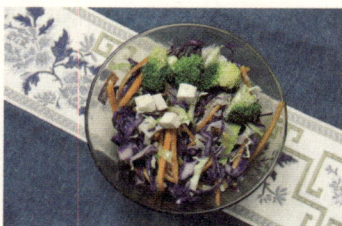

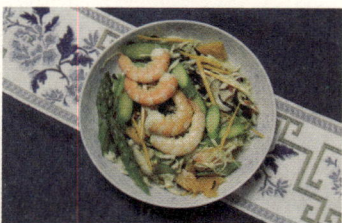

小贴士　**轻断食的进阶之道**

　　用藜麦、紫薯代替精制碳水化合物，掌握短时低温技巧，注意膳食搭配，一次有效的轻断食就这样完成了。轻断食不是不吃，而是有方法地吃。而使用科学有效的轻断食晚餐方法，也能让我们走上更加健康的体重管理之路。

减肥就像喝茶一样简单

一、茶饮新趋势：从味觉享受迈向健康管理

在快节奏的都市生活中，健康问题正悄然成为困扰许多人的隐忧。不管是饭后腹胀，久坐引起的肿胀，还是深夜的辗转难眠，这些看似微不足道的小事却常常影响着我们的生活质量。

而茶饮这种古老且充满智慧的健康传统，正以一种全新的形式重新融入我们的日常生活。从简单的味觉享受到全面的健康管理，一杯好茶带来的不仅是舌尖的愉悦，更是身体的舒适和心灵的安宁。接下来，让我们一起探索中医茶饮，看看它们是如何解决日常生活中的健康小困扰的。

二、舌尖上的养生智慧：3 杯茶的都市养生指南

1. 山楂陈皮茶——餐后 1 小时的"肠道清道夫"

配方：每 200 ～ 300mL 水用山楂 5g，陈皮 3g。

科学依据：山楂中的绿原酸可激活脂肪酶，加速脂质分解；陈皮挥发油能促进胃排空，对高蛋白饮食导致的腹胀效果显著。

饮用建议：餐后 1 小时饮用，单次不超过 200mL，胃酸分泌过多者可用温水稀释后饮用，儿童剂量减半。

2. 赤小豆薏米水——晨起祛湿黄金组合

配方：赤小豆与薏苡仁各 30g，浸泡 4 小时后慢炖 1 小时。

科学依据：赤小豆具有利水消肿、健脾益气的功效，与薏苡仁配伍可增强祛湿效果。薏苡仁中的薏苡仁酯能抑制炎症反应，改善水肿体质。

饮用建议：最佳饮用时间为 7：00 ～ 9：00，祛湿效率可提升30%。

3. 酸枣仁茯苓茶——替代夜宵的助眠神器

配方：酸枣仁与茯苓的比例为 1 ∶ 2（如酸枣仁 5g，茯苓 10g）。

科学依据：酸枣仁具有镇静催眠、养心安神的功效；茯苓具有宁心安神的作用，茯苓多糖能增强免疫力，缓解焦虑性失眠。夜宵，尤其是高脂、高糖和辛辣食物，会加重胃肠负担，导致胃酸分泌增多和消化系统过于活跃，从而干扰睡眠周期。

饮用建议：睡前 2 小时饮用，建议搭配 15 分钟冥想，可使入睡时间缩短 25%。

三、科学饮茶的原则

1. 不贪杯

单次饮用不超过 200mL，每日不超过 3 次，避免加重肾脏负担。

2. 不单调

建议每 2 周更换茶饮配方，让身体始终保持新鲜感。

四、养生建议

1. 建立"茶饮生物钟"

根据身体的生物钟挑选适宜的茶饮，如早晨饮用绿茶或红茶，提神醒脑，助力一天的良好开端；下午饮用乌龙茶或普洱茶，帮助消化，缓解疲劳；晚上饮用花草茶，如菊花茶、薰衣草茶，有助于放松身心，改善睡眠。

2. 打造"办公室养生角"

准备便携养生壶和独立茶包，休息时泡一壶茶，给内脏器官做一次"SPA"。

小贴士　中医茶饮，千年智慧

　　茶饮不仅是一种饮品，更是一种健康生活方式的体现。通过合理搭配与科学饮用，我们可以在日常生活中轻松融入养生理念，改善体质，调节身心。从一杯温润的茶饮开始，感受中医智慧与现代健康管理的完美结合，为身体注入更多活力，让生活更加健康、从容。

第六章
主食革命

减肥期主食怎么选，科学搭配轻松瘦

一、主食不是发胖元凶，选错种类才是关键

许多人误认为主食是减肥的"敌人"，甚至彻底戒断。这种认知源于对碳水化合物的片面理解。事实上，主食作为碳水化合物的主要来源，是人体必需的能量基础；作为人体三大供能营养素之首，碳水化合物不仅是大脑在正常生理状态下的唯一能量来源（每日需消耗 120g 葡萄糖），更是维持基础代谢率的关键燃料，盲目拒绝可能导致低血糖、代谢紊乱、肠道菌群失调等问题。减肥的关键在于选择合适的主食类型并控制摄入量。正如《中国居民膳食指南》所强调的，拒绝极端化饮食，建立可持续的营养均衡模式，才是健康体态管理的终极方案。

二、认识主食与碳水化合物

1. 什么是主食

主食是碳水化合物的主要来源，是身体高效的能量来源。常见的主食类型包括谷物类（如大米等）、薯类（如红薯等）及豆类（如鹰嘴豆等）。

2. 碳水化合物的作用

碳水化合物可简单地理解为"身体的燃料"。正常成年人每日50% ~ 65% 的能量来自碳水化合物，摄入不足会引发头晕、乏力等，摄入过量则会转化为脂肪而储存。

三、科学选择主食的三大标准

1. 区分优质与劣质碳水化合物

优质碳水化合物与劣质碳水化合物的区别见表 3-6。

表 3-6　优质碳水化合物与劣质碳水化合物的区别

碳水化合物种类	区别
优质碳水化合物	高纤维、低糖分（如燕麦、糙米） 营养丰富（维生素 B 族、矿物质）
劣质碳水化合物	高糖分、低纤维（如蛋糕、饼干） 高盐、高油（高钠、反式脂肪）

2. 看懂血糖生成指数

低 GI（GI ≤ 55）：缓慢升糖，持久饱腹（如纯全麦面包 GI = 45）。

高 GI（GI > 70）：快速升糖，易饿易胖（如白米饭 GI = 84）。

3. 计算血糖负荷

血糖负荷（glycemic load，GL；又称升糖负荷）是结合食物血糖指数（GI）和实际碳水化合物含量，综合评估其对血糖影响的量化指标。相较于仅关注升糖速度的 GI，GL 更贴近实际饮食场景，能更精准反映食物对血糖的总体影响。对于 GI 相同的食物，若碳水化合物含量不同，那么它们对血糖水平的总体影响差异显著。GL 通过量化"质"与"量"，为血糖管理提供更全面的依据。

GL 值 = 食物 GI 值 × 碳水化合物含量 ÷100。

建议每餐 GL < 10。例如：100g 米饭的 GL ≈ 20，应减半食用。

四、选择主食的 5 个技巧

1. 粗细搭配原则

白米与杂粮按 1 ∶ 1 的比例混合，能够增加膳食纤维与营养素的摄入量。

用薯类代替部分主食（如半碗米饭 +1 块红薯），能够增强饱腹感。

2. 优选低 GI 主食清单

谷类：燕麦、黑米、荞麦、藜麦、青稞等。

豆类：红豆、鹰嘴豆等。

薯类：带皮土豆、山药、红薯等。

3. 警惕"伪健康"主食

"全麦面包"：查看配料表，首位须为"全麦粉"，占比应 >50%。避免选取添加精致碳水化合物过多的伪低 GI 食品。

果蔬脆片：多为油炸脱水而制成，热量较高，且高温烘焙会破坏果蔬的膳食纤维结构，导致淀粉糊化，使食物 GI 升高。

即食玉米片：此类即食食品常含过量糖分，选择时须注意。

4. 健康烹饪方式

推荐：蒸、煮、烤（保留营养，脂肪含量低）。

避免：煎炸、糖渍（如炒饭、糖醋年糕等）。

5. 中医饮食智慧

脾胃虚弱：饮食中加入小米、南瓜，健脾养胃。

湿气较重：饮食搭配薏苡仁（孕妇慎用），祛湿排水。

餐后腹胀：饮用陈皮山楂水，助消化。

小贴士 低 GI 主食，远离肥胖

科学吃主食的关键在于控制好每餐的分量，优先选择低GI、高纤维的食材，并选用健康的烹饪方式。将"低 GI 主食清单"贴在冰箱上，精挑细选，从每一餐开始，向健康与理想的体形迈出坚定一步吧！

米饭改造术：杂粮混搭速煮技巧（电饭煲通用）

白米饭作为传统主食，因其高血糖指数和单一的营养结构，常被体重管理人群视为"禁品"。然而，通过科学搭配杂粮并优化烹饪方式，就可以将其改造为低血糖指数、高膳食纤维的"体重友好性主食"。本文将提供一套电饭煲通用的杂粮速煮方案，帮助大家轻松达成健康饮食与体重管理的双重目标！

一、杂粮混搭的科学依据

（一）杂粮对体重管理的益处

1. 低血糖指数

杂粮（如糙米、黑米、燕麦等）的血糖指数普遍低于大米，能够减缓血糖上升速度，降低脂肪堆积风险。

2. 高膳食纤维

杂粮富含膳食纤维，能够增强饱腹感，从而减少进食量，同时能促进肠道蠕动，有助于代谢废物排出。

3. 营养丰富

杂粮相较于大米，含有更多的维生素和矿物质，能够为身体提供更全面的营养，避免因节食导致的营养不良。

（二）选择杂粮的原则

1. 基础杂粮的选择

糙米、黑米、燕麦等都是杂粮饭的"主力军"，它们富含膳食纤维和其他营养素。

2. 杂粮与豆类的搭配

谷物（如糙米、燕麦等）与豆类（如红小豆、鹰嘴豆等）搭配，可以实现氨基酸互补，提高蛋白质的吸收利用率，使人体摄入的营养更均衡。

3. 功能性食材的添加

添加亚麻籽、藜麦等功能性食材，能够进一步降低食物的血糖指数，并带来更多的益处。比如，它们可以改善胰岛素敏感性，降低糖尿病风险。

二、杂粮混搭速煮法

（一）预处理——解决杂粮"难熟"痛点

1. 分级浸泡法

（1）硬杂粮多泡（如鹰嘴豆、薏苡仁）：冷水提前浸泡6～8小时。

（2）中等硬度杂粮正常泡（如糙米、黑米）：浸泡2～3小时即可。

（3）软杂粮少泡（如燕麦、小米）：免浸泡，冲洗后就可以直接煮。

2. 速煮替代方案

将杂粮装入保鲜袋，用擀面杖轻轻地碾裂杂粮表面，可以缩短约30%的烹煮时间。

（二）黄金配比公式

1. 基础版

白米：杂粮＝1 ∶ 1，如 100g 白米 + 50g 糙米 + 50g 燕麦。

水量为总米量的 1.5 倍，如 200g 米 + 300mL 水。

2. 进阶版（全杂粮）

杂粮组合：40% 低 GI 主粮（黑米或荞麦）+ 30% 豆类（红小豆或鹰嘴豆）+ 30% 功能性食材（亚麻籽或藜麦）。

水量为总米量的 2 倍，煮前滴入 2 ～ 3 滴食用油防粘锅。

（三）电饭煲功能适配

1. 常规煮饭模式

添加 5 ～ 10 枚去核大枣或桂圆干，利用其天然糖分降低"全杂粮"的口感粗糙度。煮熟后焖 15 分钟，利用余温进一步软化杂粮中的膳食纤维。

2. 预约功能活用

将在浸泡中的杂粮连水一同直接放入电饭煲内胆中，启动 8 小时预约，实现"浸泡 + 烹煮"一体化。

三、体重管理的定制方案

（一）分阶段适配方案

1. 过渡期（第 1 ～ 2 周）

大米占比 50%，杂粮选择单一品类（如糙米），每周 3 次，使肠道逐渐适应。

2. 稳定期（第 3 周起）

大米占比 ≤ 30%，引入豆类与功能性食材，同步减少主食总量的 10% ～ 15%。

（二）场景化解决方案

1. 外食补救

便携杂粮包：将预混杂粮分装成 100g 的小包，若追求便捷性可直接选购市面上的五色或七色杂粮米，聚餐时请餐厅代煮，代替精制主食。

2. 平台期突破

采用"3 天杂粮饭 + 1 天薯类"的循环模式，通过改变碳水化合物类型刺激代谢。

小贴士　杂粮米饭，低卡瘦身

杂粮米饭改造术的本质是通过提升营养密度与控制血糖负荷，实现主食的"降维优化"。研究显示，长期以杂粮饭代替白米饭，可使日均摄入热量自然减少 8%～12%，且饱腹时间延长 1.5～2 小时。掌握科学的混搭逻辑与速煮技巧，就可以将电饭煲变为体重管理的助手，在享受碳水化合物带来的满足感的同时稳步趋近健康目标。

五谷减重的中医智慧

一、谷物的玄机：吃饭大有"讲究"

早在《黄帝内经》中，中医便已提及了"五谷为养，五果为助，五畜为益，五菜为充"的道理，强调了谷物对人体的滋养作用。同时，中医学认为谷物性味归经各异，要根据辨证论治的原则，即依据体质、地域、季节（因人、因地、因时）选择适宜的谷物。

二、"吃饭指南"奉上

（一）小米养胃粥：胃病患者的主食替代方案

1. 小米的作用

小米中含有多种维生素、氨基酸、脂肪和碳水化合物，营养价值较高，具有健脾和胃、补虚益肾的功效。其性质温和，能中和胃酸，且不会刺激胃黏膜，适合慢性胃炎、胃溃疡患者食用。

2. 小米的推荐搭配

小米＋燕麦：燕麦富含膳食纤维，与小米同煮可降脂助眠，适合晚餐时服用。

小米南瓜粥：南瓜多糖能保护胃黏膜，与小米共煮可提高粥的黏稠度和营养价值。

茯苓小米粥：将茯苓粉加入粥中，健脾利湿，适合脾胃虚弱人群服用。

3. 小米养胃粥的制作方法

选材准备：选用优质小米。取适量小米，用自来水快速淘洗1～3次，沥干水分。若需要增加营养，可以添加南瓜、茯苓等"药食同源"食物。

具体制法：将小米与开水（质量比为 1 ∶ 20）放入带盖的平底锅（直径 22cm 为宜）内，用电磁炉 2100W 烧开。取下锅盖，调至1400W 继续煮 25 分钟，在此期间，需要不断搅拌以防煳底，使食材充分糊化，从而增强饱腹感和养胃效果。

调味建议：可加入少量小苏打（小苏打可中和胃酸，增强养胃作用），或根据个人体质添加党参（体质偏寒者）或蒲公英（体质偏热者）等。

4. 注意事项

不能完全以小米作为主食，而应注意与其他食材搭配，以避免营养不足。

（二）黑豆补肾饭：提高代谢的黑色主食秘方

1. 黑豆的作用

黑豆在中医学中被誉为"肾之谷"，其色黑，入肾，能滋补肾阴、强健腰膝，具有高蛋白、低热量的特性。同时，黑豆中的粗纤维含量高达4%。经常食用黑豆，可以为人体提供丰富的粗纤维，促进肠道蠕动，改善消化功能。

2. 黑豆补肾饭的制作方法

选材准备：黑豆和糙米洗净后，分别用冷水浸泡6小时以上。

具体制法：将浸泡好的黑豆、糙米沥干水分，一同放入电饭煲或高压锅中。黑豆和糙米的总重量与水的比例为1∶1.2（如黑豆和糙米的总重量为230g，则加水276mL）。高压锅加盖后选择"杂粮饭"模式，压煮20分钟；普通电饭煲则需要延长至40分钟。

3. 注意事项

黑豆的浸泡水中富含溶出的花青素和矿物质，可加入米饭中同煮，避免营养流失。用高压锅煮制时，若使用燃气灶，则先用大火煮沸，然后转中小火保持压力，避免煳底。

（三）山药代替主食：健脾祛湿的根茎类选择

1. 山药的作用

山药主要含脂肪酸、多糖、蛋白质、氨基酸、微量元素等成分，能补充身体正气，增强脾胃功能，促进消化吸收，缓解因为脾胃虚弱引起的腹胀、腹泻、水肿等问题。其含有的多糖、黏蛋白等成分可调节肠道功能，促进水液代谢，且具有多种生物活性。

2. 薏米山药粥的制作方法

选材准备：薏苡仁 50g，山药 50g（切块），粳米 100g。

具体制法：薏苡仁提前浸泡 1 小时，与粳米、山药同煮至粥稠软烂即可食用。

3. 注意事项

平时容易口干舌燥或者经常感觉腹胀、胸闷的人，不宜单独食用山药。

小贴士　**五谷为养，身心健康**

　　《黄帝内经》中提出了"五谷为养，五果为助，五畜为益，五菜为充"的膳食配伍原则。中医智慧为现代饮食提供了宝贵的指导。合理选择谷物与根茎类食材，既能优化膳食结构，又能有效促进身心健康。结合个人体质、季节与地域等因素，灵活搭配小米、黑豆、山药等食材，不仅能满足人体的营养需求，还能调养脾胃、滋补肾阴、祛湿健脾。让我们以中医智慧为饮食之道，平衡膳食，因时、因地、因人而食，真正实现健康与美味的和谐统一。

第七章

轻断食与中医轻养

"16+8" 轻断食：办公室人群的简易时间计划

"16+8" 轻断食是一种通过限制每日进食时间（8 小时）并延长空腹时间（16 小时）的体重管理方法，即以 1 天为周期，在 8 个小时内完成第一次进食和最后一次进食，其余的 16 个小时不摄入任何食物。其核心在于通过控制时间调节代谢，而非极端节食，尤其适合久坐、饮食不规律人群。

本文将为大家提供两套可直接应用的时间计划及执行策略，帮助大家在繁忙的工作中轻松实践。

一、"16+8" 轻断食的科学逻辑

（一）身体代谢调节

1. 减少脂肪堆积

通过调整饮食减少热量摄取，让身体消耗储存的脂肪，减少内脏脂肪堆积。

2. 激活修复功能

适当轻断食可以激活细胞的自我修复功能，有助于清除代谢废物，从而改善身体功能。

3. 改善血糖水平

研究表明，适当轻断食可在一定程度上提高人体对胰岛素的敏感性，有效降低 2 型糖尿病患者的血糖水平，降低患糖尿病的风险。

4. 降低癌症风险

美国斯基德莫尔学院的一项研究发现，轻断食有利于降低身体的氧化应激水平。而身体的氧化应激水平和糖尿病、心脏病及癌症等慢性病的发生、发展密切相关。

（二）办公室人群适配性

1. 时间灵活可控

无须计算热量，只需调整进食时间，以适应工作节奏。

2. 减少零食依赖

明确禁食时间，避免因压力或久坐引发的无意识进食。

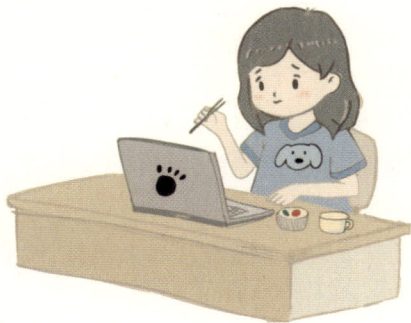

二、适合办公室人群的两种时间计划模板

1. 早起型（适合朝九晚五的上班族）

进食时间：7：00 ～ 15：00。

早餐（7:00～8:00）：蛋白质+复合碳水化合物，如鸡蛋+燕麦片。

午餐（12:00 ～ 13:00）：蔬菜 + 优质蛋白 + 少量粗粮，如蔬菜沙拉＋鸡胸肉＋糙米。

下午加餐（14：30～15：00）：无糖酸奶＋少量坚果。

2. 晚吃型（匹配容易饿的时间段）

进食时间：9：00～17：00。

早餐（9：00～10：00）：均衡主餐，摄入全天热量的50%，如鱼肉＋杂粮饭＋青菜。

午餐（13：00～14：00）：低糖水果＋高纤维饼干。

轻晚餐（16：00～17：00）：清淡饮食，如蔬菜汤＋蒸鱼或豆腐。

三、执行策略与注意事项

（一）饮食搭配原则

1. 重点营养素分配

在正常进食的 8 小时内，营养素一定要吃全面，碳水化合物、蛋白质、膳食纤维和脂肪都要吃。建议选择多量优质蛋白、大量不同颜色的蔬菜、适量水果和适量优质脂肪（如坚果、植物油）。其中，蛋白质占比 ≥ 30%（如鸡胸肉、豆制品等），能够延长饱腹感。碳水化合物以低 GI 食物为主（如全麦面包、糙米饭等），避免血糖剧烈波动。

2. 严格控制饮食

进食期不可以暴饮暴食，避免油炸和高糖食物，减少盐和味精的摄入。禁食期允许饮水、无糖茶、黑咖啡等，但是要杜绝所有含糖饮料与零食。

（二）应对常见挑战

1. 饥饿感管理

10：00 或 16：00 可饮用淡盐水（200mL 温水 +1g 盐），缓解头晕。忙碌时咀嚼无糖口香糖，转移进食欲望。

2. 社交场景应对

非进食期的聚餐可选择无热量饮品（如苏打水），或提前说明饮食计划。

（三）禁忌与风险提示

1. 不适用人群

生理期妇女、孕妇、低血糖患者、胃溃疡患者和肠胃功能不佳的人群。

2. 过渡期建议

前 2 周允许每周 1～2 天弹性调整，之后逐步适应禁食节奏。

四、效果监控与长期建议

1. 简易记录法

（1）每周测量 1 次晨起空腹体重及腰围，记录变化趋势。

（2）使用备忘录记录进食时间，确保每日禁食时长达标。

2. 长期健康维护

（1）每 3 个月恢复常规饮食 2 周，避免代谢适应性降低。

（2）结合适量运动（如每日步行 6000 步），提升整体代谢率。

小贴士 轻断食是"时间规划"，而非"食物剥夺"

"16+8"轻断食是通过"时间规划"，而非"食物剥夺"，为办公室人群提供了一种可持续的体重管理方案。研究显示，"16+8"轻断食持续 8 周后，受试者腰围平均减少了 3.5cm，且工作效率未受显著影响。建议大家在专业营养师的指导下制订合适的时间计划，并优先保证摄入高质量营养，以便在繁忙工作中兼顾健康与效率。

"5+2"轻断食：500kcal 套餐搭配原则

"5+2"轻断食是一种体重管理方法，即每周选择 2 天设置为摄入热量限制日（女性 500kcal，男性 600kcal），其余 5 天正常饮食，通过控制热量与营养搭配，达到优化体脂与提升代谢率的效果。研究表明，科学执行轻断食可使周均热量缺口达到 3500kcal，相当于减少 0.5kg 脂肪。本文将为你详细解读 500kcal 套餐的搭配原则与执行细则，帮助你安全高效地迈向健康目标。

一、500kcal 套餐的科学原理

（一）轻断食的核心目标

1. 减少热量，消耗脂肪

轻断食日少吃，让身体用储存的脂肪供能，但又不至于因饥饿而影响身体代谢。

2. 维持基础营养

通过合理搭配食物，确保蛋白质、维生素和矿物质的摄入，避免肌肉流失与营养不良。

（二）三大营养素分配原则

1. 多吃蛋白质

每餐至少含 20g 蛋白质（如鸡蛋、鸡胸肉），占总热量的 40%（约 200kcal）。

2. 选对低碳水

碳水化合物的摄入量控制在总热量的 50% 以下，优先选择低 GI 食物（如燕麦、杂粮）。

3. 补充好脂肪

脂肪的摄入量占总热量的 30%（约 150kcal），以不饱和脂肪为主（如橄榄油、坚果）。

此外，一定要确保食物的多样性，这样才能保证营养均衡。尽量选择营养素密度较高的食材。营养素密度高的一般都是天然、无添加剂的食物，这类食物不会造成能量过剩，而且具有较强的饱腹感，如绿色蔬菜、新鲜水果和优质蛋白等。

（三）适用人群

体重超标、想健康减脂的成年人，以及工作忙碌但能规律安排饮食的办公室人群。

二、500kcal 套餐搭配模板

模板一：分三顿吃（适合易饿人群）
早餐（150kcal）：1 片全麦吐司 +1 个水煮蛋 +1 杯黑咖啡。
午餐（200kcal）：100g 杂粮饭 +150g 西芹炒牛肉 + 几滴橄榄油。
晚餐（150kcal）：1 小根玉米 +100g 水煮虾 +1 根水果黄瓜。

模板二：集中吃两顿（适合忙碌人群）
第一顿（300kcal）：半块三文鱼 + 半碗蒸南瓜 +1 盘芦笋。
第二顿（200kcal）：半块水煮豆腐 +1 碗海带汤 +1 个小苹果。

三、关键执行策略

（一）食物选择优先级

1. 高饱腹感食材
蛋白质类：鸡蛋、虾仁、希腊酸奶。
纤维类：魔芋、蘑菇、羽衣甘蓝。

2. 体积大、热量低的蔬菜

黄瓜、生菜、西葫芦（每 100g 热量 ≤ 20kcal）。

（二）常见误区

1. 彻底摒弃碳水化合物

彻底摒弃碳水化合物可能引发头晕、注意力下降，建议保留 50g 以内低 GI 碳水化合物（如燕麦片）。

2. 过量使用调味料

1 勺沙拉酱（约 100kcal）就有可能破坏热量平衡，可以改用柠檬汁、黑胡椒调味。

（三）特殊场景应对方案

1. 便利店

即食鸡胸肉（120kcal）+ 关东煮萝卜（15kcal）+ 无糖茶。

2. 餐厅

清蒸鱼块（200kcal）+ 白灼菜心（50kcal），并要求免酱汁。

四、注意事项与禁忌

1. 禁忌人群

（1）孕妇、哺乳期女性、BMI < 18.5kg/m² 的体重过低者，以及胃病、低血糖患者禁用。

（2）糖尿病、甲状腺疾病患者须在专业医师指导下进行。

2. 过渡期建议

（1）首次尝试者可将热量放宽至 800kcal，2 周后逐步降至 500kcal。

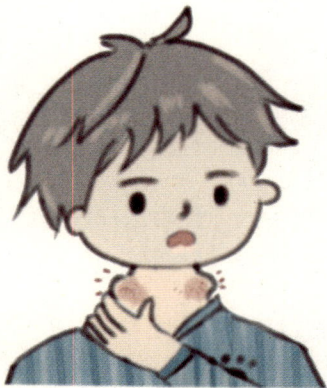

（2）轻断食日避免高强度运动，以散步、拉伸为主。

3. 效果监测

（1）每周记录 1 次体脂率变化，而非单纯关注体重。

（2）若出现持续乏力、头晕、出冷汗等低血糖症状，则应立即补充糖分，并终止断食。

小贴士 科学规划，轻松享"瘦"

"5+2"轻断食的核心在于断食日的 500kcal 套餐须遵循"高蛋白、多纤维、低 GI、必要脂肪"的配餐原则，以确保基础代谢率和营养需求。同时，非断食日应保持饮食均衡，避免补偿性暴食，这样才能真正实现体重管理的长期效果。从现在开始，科学规划饮食，培养健康习惯，一起迈向更轻松、更高效的健康生活吧！

中医轻调理：每月 1 天五谷杂粮清肠日 + 节气养生汤

一、中医轻调理日的理论基础

中医学认为，自然界的节气变化会影响身体状态。现代人饮食普遍偏精细、油腻，容易让肠胃"堵车"，导致代谢变慢，体重增加。因此，每月安排 1 天食用五谷杂粮帮助清理肠道，并在换季时喝萝卜白菜汤，能帮助身体"减负"，促进新陈代谢，为长期体重管理打好基础。

二、中医轻调理日的实施办法

（一）每月 1 天五谷杂粮清肠日

1.核心原理

五谷杂粮富含膳食纤维与维生素 B 族，能促进肠道蠕动，吸附多余脂质及代谢废物，在肠道中担任着"清洁工"的角色。早在《黄帝内经》中就已经提出了"五谷为养"的观点。杂粮不仅营养全面，还能稳定血糖、减少脂肪堆积。每月进行 1 天的轻断食既能清理肠道，又不会因长期节食导致营养不良。

2.具体操作

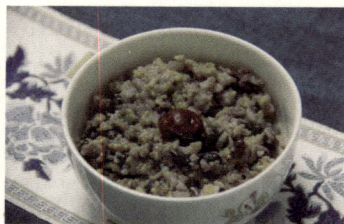

食材：燕麦、糙米、小米、红豆、黑豆，按 3∶2∶2∶1∶1 的比例混合，浸泡 4 小时。

烹饪方法：高压锅煮至软烂，若口感偏硬可加入南瓜或红薯进行调节。

食用建议：早起喝一杯淡盐水（300mL 温水＋2g 盐）能够促进胃肠蠕动，帮助排便。将午餐和晚餐的主食换成杂粮饭，搭配水煮青菜（如菠菜、西蓝花等），并以橄榄油调制。

3.对体重管理的辅助作用

杂粮中富含的膳食纤维能提高代谢率。研究发现，长期食用杂粮的人群，其基础代谢率平均提高了 5%～8%。同时，杂粮饭比白米饭更"扛饿"，自然能够减少零食的摄入量。

（二）季节交替时的萝卜白菜汤轻食法

1.核心原理

季节交替时（如立春、立秋），身体容易"积湿"或"上火"，出现水肿、胀气等问题。白萝卜能促进消化、化解积食，白菜能利尿消肿，二者搭配能改善"湿气胖"，尤其适合虚胖人群。

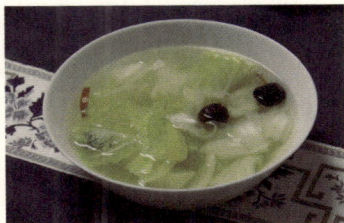

2. 具体操作

食材：白萝卜半根（切块），白菜半棵（撕片），干香菇 3 枚（提前泡发），生姜 3 片，陈皮 1 小片。

烹饪方法：锅中加入适量清水煮沸，然后加入生姜、陈皮和香菇，小火炖 20 分钟；再加入白萝卜块煮 10 分钟；最后加入白菜叶煮 3 分钟，加少许盐调味。

食用建议：节气前后连续 3 天，每日午餐与晚餐前先喝 1 碗汤，再正常进食（主食减少 1/3）。

3. 对体重管理的辅助作用

白萝卜中的芥子油苷能加速脂肪分解，白菜能减少肠道对油脂的吸收。连续服用 3 天后，大多数人腰围会有轻微缩小（1 ～ 2cm）；若能长期坚持，可改善易胖体质（实际效果可因个体差异而不同）。

三、注意事项与常见问题

1. 禁忌人群

（1）容易腹泻的人在喝萝卜白菜汤时要少放白萝卜，或加少量胡椒粉暖胃。

（2）孕妇和体弱者在清肠日可减少杂粮的比例，并搭配鸡蛋或豆腐。

2. 服用频率

（1）每月不超过 2 次，避免肠道变"懒"。

（2）萝卜白菜汤仅限节气前后食用。

3. 效果强化

轻断食期间配合每日快走 30 分钟或练习八段锦 15 ～ 30 分钟，可促进气血运行。

小贴士　中医轻养，重启健康

中医轻调理的核心是"适度"。每月进行 1 天杂粮清肠，在换季时服用 3 天萝卜白菜汤，既能给身体"重启"的机会，又不会影响正常生活。坚持这些小技巧，配合日常饮食管理，体重控制会更轻松、更持久。

第八章
超市与厨房实战秘籍

买菜口诀："三色蔬菜、两色蛋白、一袋杂粮"

你是否也有过这样的困惑，为什么明明坚持自己做饭，体重却不见下降？问题可能出在第一步——超市购物。科学选购食材是体重管理的基石，它能从源头避免"厨房陷阱"，比如高热量调料、隐形糖和营养失衡的搭配。现在，我们就用一句简单好记的买菜口诀——"三色蔬菜、两色蛋白、一袋杂粮"，教你规划营养均衡的购物清单！

一、三色蔬菜：色彩里的营养密码

1. 绿色蔬菜

绿色蔬菜，如菠菜、西蓝花等，富含膳食纤维，能增强饱腹感，减少高热量食物的摄入。它们热量低，是减肥期间的理想选择。

2. 红色 / 橙色蔬菜

红色 / 橙色蔬菜，如胡萝卜、彩椒等，富含膳食纤维和维生素C，能增强饱腹感。维生素 C 有助于提高新陈代谢，帮助身体更高效地燃烧脂肪。

3. 紫色 / 深色蔬菜

紫色 / 深色蔬菜，如紫甘蓝、茄子等，富含膳食纤维和抗氧化物质，能增强饱腹感，减少热量的摄入。

二、两色蛋白：科学搭配，营养翻倍

1. 红色蛋白

红色蛋白，如瘦牛肉、深色鱼类（如三文鱼、金枪鱼），富含优质蛋白和 Omega-3 脂肪酸，有助于维持肌肉量，提高基础代谢率。肌肉量增加能够帮助身体更高效地燃烧脂肪，即使在休息时也能消耗更多热量。但应该注意的是，加工过的红肉（如火腿、腊肠）热量高且含有添加剂，不利于减肥，要尽量少吃。

2. 白色蛋白

白色蛋白，如鸡胸肉、去皮鸭肉、豆腐等，脂肪含量低，蛋白质含量高，是减肥期间的优质蛋白来源。对于豆制品，要优先选择非油炸豆制品，油炸豆制品属于高热量食物，不利于体重管理，应当避免摄入。

三、一袋杂粮：全谷物与根茎类的营养宝藏

1. 全谷物

全谷物，如燕麦、糙米，富含膳食纤维和慢消化碳水化合物，能缓慢释放能量，维持血糖稳定，减少脂肪储存。此类食物的高纤维含量能够增强饱腹感，减少对高热量食物的摄入。

2. 根茎类

根茎类杂粮，如红薯、山药，具有低 GI 的特点，富含膳食纤维，能增强饱腹感，减少其他食物的摄入量，有助于控制体重。

四、常见误区与答疑：避开雷区，科学选购

误区一：只认肉类蛋白，忽视植物来源

植物蛋白，如豆类、坚果，脂肪含量低，热量低，是减肥期间的绝佳选择。

误区二：多吃杂粮就能瘦

杂粮虽然营养丰富，但摄入量超过身体消耗量，同样会导致体重增加。过量食用杂粮饭，可能会增加胃肠负担，从而出现腹胀、消化不良等症状，因此应注意控制总量。

误区三：深色蔬菜 = 高热量

对于茄子等深色蔬菜，只要采用合理的烹饪方式（如少油烹饪），其热量并不高，且富含膳食纤维，能增强饱腹感。

误区四：只吃粗粮不吃精粮

粗粮虽然富含膳食纤维，但过量食用可能损伤脾胃。精粮易于消化吸收，适量食用有益健康。因此，应合理搭配，做到粗细结合。

小贴士　"三二一"买菜口诀，助力健康好身材

"三色蔬菜、两色蛋白、一袋杂粮"的买菜口诀，不仅能帮助你快速制订购物清单，还能够让你在超市中轻松购买到营养均衡且利于减肥的食材。从源头控制热量与营养结构，培养均衡的饮食习惯，能使你在享受美食的同时，保持健康的体魄。下次去超市，不妨按照这个口诀来选购食材，开启健康饮食新篇章。

冷冻区宝藏：10 种低卡锁鲜速食

在快节奏的现代生活中，速冻食品常常被贴上"不健康"的标签，其实，它们也可以是我们体重管理的好帮手。让我们一起揭开

速冻食品的神秘面纱，探索那些营养保留率高、适合减重又方便的速食宝藏吧。

一、速冻食品在体重管理中的优势

1. 营养保留的科学原理

速冻技术其实是一个"营养锁"，当食材被迅速冷冻时，其细胞内的水分会形成细小的冰晶，这些冰晶对细胞结构的破坏较小，从而能更好地保留食材中的营养成分。然而，新鲜食材如果储存不当，营养成分就会像沙漏里的细沙一样慢慢流失。比如，新鲜的绿叶蔬菜在常温下放置几天后，其维生素 C 的含量可能会降低 30% 以上，而冷冻蔬菜却能将营养牢牢锁住。

2. 减重友好性

对正在努力控制体重的人来说，速冻食品简直就是"救星"。它们的分量大多数已经提前控制好了，能有效避免我们不知不觉吃太多。而且，速冻食品的烹饪时间很短，几分钟就能做好一顿饭。想象一下，当你饥肠辘辘，又不想点外卖摄入过多热量时，从冰箱里拿出一份速冻食品，简单加热几分钟，就能吃上营养均衡的饭菜，这简直是"懒人减重"的福音。

二、10 种高营养保留率的速冻食品推荐

1. 速冻混合蔬菜包

这些蔬菜包就像是"营养小宇宙"，富含膳食纤维，热量却低得惊人。而且，它们微波即食，十分方便。你可以把它们加入任何一道菜里；或者直接蒸熟，搭配一点橄榄油和黑胡椒，就是一道完美的健康配菜。

2. 速冻鸡胸肉 / 鱼肉

鸡胸肉和鱼肉是高蛋白、低脂肪食物的代表，是健身达人的最

爱。速冻版本方便食用，而且现在市面上有预调味和无调味两种选择。如果你喜欢自己调味，那么无调味版本无疑是最佳选择；如果你不想费心，那么预调味的食材将助你轻松烹制出美味佳肴。

3. 混合装速冻莓果

莓果富含抗氧化成分，能够帮助我们抵御自由基带来的损害，从而延缓衰老。而且，它们的甜味既天然又健康，可以搭配酸奶或者燕麦，做成营养丰富的早餐或零食。

4. 速冻虾仁

虾仁是优质蛋白的绝佳来源，而且脂肪含量很低。它可以快速解冻，无论是做沙拉还是炒菜，都能为你的菜肴增添鲜味。

5. 冷冻藜麦／糙米速食包

全谷物是健康饮食的基石，它们富含膳食纤维，还能持久提供能量。用这些速食包代替精制碳水化合物（如白米饭或白面包），能让你的饮食更健康。

6. 冷冻花椰菜米／西葫芦面

对低碳水化合物饮食的人来说，这是绝佳的主食替代品。它们的烹饪技巧也很重要，比如花椰菜米，最好用干煎或者蒸的方式烹饪，避免出水过多，这样口感才会更好。

7. 速冻毛豆／毛豆仁

毛豆是植物蛋白和膳食纤维的宝库，而且速冻版本能够让你随时随地都能享受到这份营养。

8. 冷冻希腊酸奶块／低脂酸奶冰沙

这些酸奶制品低糖、高钙，既可以作为零食，也可以作为早餐的一部分。你可以把它们和坚果、水果搭配食用，营养又美味。

9. 全麦速冻卷饼／薄饼

全麦制品富含膳食纤维，饱腹感强，同时有助于保持肠道健康；搭配蔬菜和蛋白质，就能快速做出一顿营养均衡的健康餐。

10. 低卡速冻汤品（如蔬菜汤、酱汤）

选择低钠、不添加糖的速冻汤品，不仅能补充水分，还能增强饱腹感，是减重期间的理想选择。

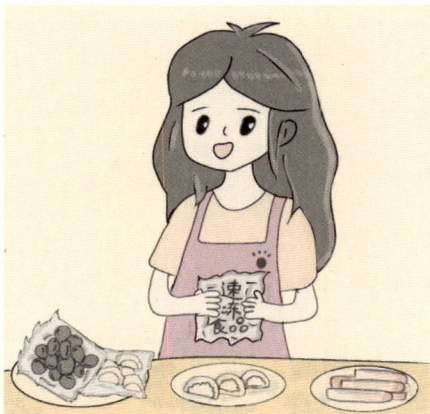

三、选购速冻食品避坑指南

1. 看懂标签：避免高钠、隐形糖和反式脂肪

在选购速冻食品时，一定要仔细看标签。高钠、隐形糖和反式脂肪是隐藏在美味背后的"健康杀手"。有的速冻汤品中可能含有大量的钠，有的速冻甜点可能含有隐形糖，反式脂肪则常常隐藏在植脂末、氢化油等成分中，这些成分会增加心血管疾病风险。

2. 分量陷阱：警惕"1 人份"包装中的热量超标问题

虽然速冻食品大多控制了分量，但有些所谓的"1 人份"包装食品的热量并不低。比如，有的速冻比萨或者速冻汉堡，虽然看起来是 1 人份，但热量可能在 500kcal 以上，这对减重的人来说就不太友好了。

3. 添加剂警示：规避人工色素、防腐剂

人工色素和防腐剂虽然能让食品看起来更诱人、保存的时间更长，但长期摄入对身体没有好处。在选购时，尽量选择没有添加人工色素和防腐剂的产品。

四、常见问题解答

1. 速冻食品是否比外卖健康

一般来说，外卖为了追求口感和保存时间，往往会加入大量的

油、盐和糖。而速冻食品的营养成分相对稳定，只要选择得当，就能比外卖更健康。比如，1 份速冻蔬菜炒虾仁的热量可能只有 200kcal 左右，而 1 份炒虾仁外卖的热量可能在 500kcal 以上。

2. 速冻食品的营养会流失吗

速冻食品的营养流失率其实很低。不同的食材对低温的耐受度不同，但总体来说，若速冻技术得当，营养成分大都能得到较好地保留。

3. 如何判断速冻食品是否适合减重期

判断速冻食品是否适合减重期，主要看两个方面：热量密度和饱腹感。热量密度低、饱腹感强的速冻食品更适合减重期。比如，速冻蔬菜和速冻鸡胸肉就是很好的选择，它们热量低，又能提供足够的饱腹感。

4. 选购速冻食品还需要注意什么

选购速冻食品时，除了查看营养标签外，还要注意查看食品的包装是否完整、冷冻状态是否良好。避免购买包装破损或有解冻迹象的产品。

储存时应将速冻食品放在冰箱冷冻室的深处，避免因频繁开关冰箱门导致温度波动，进而影响食品的品质。同时，要注意冰箱内的卫生情况，定期清理冷冻室，防止细菌滋生，确保速冻食品的储存环境安全且卫生。

小贴士 速冻食品也能助力健康

速冻食品并不是"垃圾食品"，只要我们科学选择、合理搭配，它们就能成为我们健康饮食的好伙伴。下次当你在超市的冷冻区徘徊时，不妨多看看这些营养丰富的速食宝藏吧！

低油、低盐烹饪法：焯水、清蒸和凉拌

在追求健康生活的道路上，低油、低盐烹饪法无疑是美食爱好者的绝佳选择。它不仅有助于控制热量、降低慢性疾病风险，还能让我们在享受美味的同时，保留食材最纯粹的风味。

一、低油、低盐烹饪的核心：健康与美味的平衡

传统烹饪方式往往隐藏着高油、高盐的陷阱，而低油、低盐烹饪法通过科学的烹饪技巧，极大程度地减少油脂和盐分的使用，同时保留食材的营养和风味。焯水、清蒸和凉拌，是低油、低盐烹饪的三大基础方法。它们不仅能去除多余的脂肪和可能引发结石的草酸，还能尽可能多地保留食材的营养成分，并带来清爽的口感。

二、焯水的科学与艺术：锁住食材本味

焯水是一种简单而实用的烹饪技巧，适用于绿叶蔬菜、根茎类蔬菜和肉类。它不仅能去除草酸和多余脂肪，还能去除肉类的血水和腥味。焯水的关键在于掌握水温和时间。例如，绿叶蔬菜在沸水中焯 30 秒左右即可，而肉类则需冷水下锅，焯 1～2 分钟。

在焯水过程中，加入少量盐或柠檬汁可以护色，焯水后立即用冷水降温则能保持食材的脆嫩口感。搭配蘸料时，用蒜蓉、醋和小米椒调制的低盐蘸料，既能增加风味，又可避免摄入过多盐分。

三、清蒸的极简美学：保留天然鲜味

清蒸是一种非常健康的烹饪方式，能够极大程度地保留食材的营养成分和天然鲜味，适用于鱼类、海鲜、豆腐和时蔬等食材。清蒸的方法操作很简单，除蒸锅外还可以使用电子蒸锅或微波炉。调味时，用葱丝、姜丝搭配减盐蒸鱼豉油，既能增加风味，又能避免

摄入过多的油脂和盐分。

分层蒸制是清蒸的另一个技巧。通过合理分层，可以改善食材的口味，同时也能更好地控制火候。例如，在蒸鱼时，可以在鱼的下面垫上一层葱、姜，既能去腥增香，又能使鱼受热均匀。

四、凉拌的创意方程式：简单调味，口感清爽

凉拌是一种简单快捷的低油、低盐烹饪方式，非常适合忙碌的现代生活节奏。凉拌的关键在于选材和调味。"懒人三步法"可以帮助大家轻松制作出美味的凉拌菜：第一步是选菜，可以选择生熟混搭的方式；第二步是调汁，记住"2 酸 1 咸 3 滴油"的比例，即 1 勺醋，半勺生抽和 3 滴香油；第三步是现拌现吃，搅拌时确保食材已沥干水分。

凉拌尽量不要使用沙拉酱，因为沙拉酱中含有较多的油脂和盐分，可以换成油醋汁（油和醋的比例为 1：3）。此外，最好不要把凉拌菜当主食吃，应搭配水煮蛋或红薯等以保证营养均衡。肉类凉拌菜最好现做现吃，冷藏时间不要超过 1 天，以确保食品安全。

五、常见问题与解决方案：让低油、低盐饮食更轻松

在实行低油、低盐饮食的过程中，可能会遇到一些问题。例如，有人担心低油、低盐菜肴很难吃。其实，通过鲜味替代法，如使用番茄、菌菇等天然食材提鲜，就可以轻松解决这一问题。又如，如何长期坚持清淡饮食？我们可以通过周期性调味升级来解决，如每周设定 1 天为"风味日"，适当增加一些调味料的使用，让味蕾得到满足。

对于一些特殊食材的处理，也可以通过巧妙的方法来实现低油、低盐烹饪。例如，茄子具有较强的吸油性，我们可以通过先蒸后拌的方式，有效减少食用油的用量，同时使其保持美味。

小贴士 **厨房即实验室，健康由你定义**

　　低油、低盐烹饪并不意味着牺牲美味，而是通过科学的搭配和巧妙的烹饪技巧，更好地激发食材的本味，让健康与美味兼得。焯水、清蒸、凉拌等方法简单易行，能够轻松实现营养与口感的平衡。从一份低油、低盐菜肴开始，用爱与智慧为家人带来健康，让我们用行动定义属于自己的美味与健康生活吧！

调味料替换表：用天然香料代替高钠酱料

　　调味料是厨房中不可或缺的"魔法棒"，它们能够瞬间点亮菜肴的风味。然而，许多常见的调味酱料，如酱油、蚝油、沙拉酱等，却往往隐藏着不容忽视的健康隐患——高钠含量。接下来，我们将深入探讨如何用天然香料代替这些高钠酱料，以实现健康与美味的完美平衡。

一、高钠酱料的威胁

　　高钠酱料在日常烹饪中极为常见，但它们对健康的潜在影响却不容小觑。以酱油为例，其钠含量之高令人咋舌。每勺酱油（约15mL）的钠含量相当于半勺盐（2.5g）。WHO建议，每人每天的盐摄入量应少于5g。这意味着，如果我们在烹饪时不小心多放了几勺酱油，很可能就会超出一天的健康盐摄入量。长期过量摄入钠会导致一系列健康问题，如高血压、水肿等，甚至还会增加心血管疾病风险。因此，减少高钠酱料的使用，对于维护身体健康至关重要。

相比之下，天然香料则是一种更为健康、经济且美味的选择。葱花、姜片、八角、桂皮等天然香料不仅价格低廉，而且能够为菜肴增添丰富的风味。例如，炖肉时加入八角和桂皮，香味远胜于大量使用蚝油；凉拌菜时，用蒜末搭配醋，清爽程度远超用沙拉酱。

二、实用调味技巧：天然香料的妙用

1. 懒人备料法

对于忙碌的现代生活节奏，备料的便捷性至关重要。在周末时，我们可以将葱、姜、蒜切成末，装入保鲜袋后放入冰箱冷冻。使用时，只需挖出 1 勺即可。此外，可以使用粉碎机将香菇和虾皮打成粉末，并装入调料罐，随用随撒。这些简单的备料方法，不仅节省时间，还能确保食材的新鲜度。

2. "欺骗味蕾"的小妙招

天然香料不仅能代替高钠酱料，还能通过一些巧妙的方法提升菜肴的风味。例如，酸味可以有效提鲜，在炒菜出锅前滴入几滴柠檬汁或苹果醋，能够瞬间赋予菜肴鲜味，又可减少食盐的用量，控制钠的摄入量。此外，通过热锅冷油的方式，先放入香料（如花椒、八角）炒出香味，再加入食材，可以使菜肴更加入味，香味加倍。

3. 避坑指南

在选择调味料时，我们常常会陷入一些误区。

例如，"低钠酱油"听起来似乎是一个更健康的选择。但实际上，100g 低钠酱油含有 9g 盐，相当于 1 个成年人 1.5 天的盐摄入量。因此，即便是低钠酱油，也要严格控制用量。

另外，一些标榜"0 糖"的沙拉酱则可能添加了更多的盐和其他添加剂，而这往往是多种慢性病的诱因。由此可见，其健康程度并不一定比普通沙拉酱更高。相比之下，自己动手调制沙拉酱或凉拌汁，不仅健康，还能根据个人口味进行调整。

三、常见问题解答

1. "不放酱，菜能好吃吗"

这是一个很多人关心的问题，答案是肯定的。天然香料和食材本身就能提供丰富的味道。例如，在煮汤时加入几片海带，或者在炒菜时撒上一些虾皮，这些食材本身含有的天然鲜味成分就能代替高钠酱料，同时还能为菜肴增添独特的风味。

2. "香料太贵，吃不起"

实际上，天然香料的价格并不高。葱、姜、蒜、干香菇、花椒、桂皮等常见香料，在市场上不需要花费很多钱，就能购买足够量，使用半年甚至更久。相比之下，高钠酱料的价格并不便宜，而且长期使用对健康不利。从长远来看，选择天然香料的性价比更高。

3. "家里老人就爱重口味，怎么办"

对习惯了重口味的人来说，突然改变饮食习惯可能会有些困难，但可以通过一些方法来逐步进行调整。可以尝试将高钠酱料与天然香料混合使用，比如一半酱油加一半香菇粉，然后逐渐减少高钠酱料的比例。通过这种方式，让味蕾逐渐适应更清淡的口味，同时又不会让家中的老人觉得菜肴失去了风味。

小贴士 健康调味并非牺牲美味

健康调味并不意味着牺牲美味，而是通过科学、合理的选择，让天然食材发挥更大的作用。用天然香料代替高钠酱料，不仅能减少盐的摄入量，降低健康风险，还能为菜肴带来更加丰富、自然的风味。让我们从今天开始，用天然香料为家人烹制出健康又美味的菜肴，享受健康饮食带来的美好生活吧！

厨房里的中医智慧

减重不仅仅是控制饮食和增加运动那么简单，更是一种生活方式的转变。传统中医智慧，为我们提供了一个独特的视角，让我们能够在日常饮食中轻松实现健康减重。接下来，就让我们一起探索那些蕴含着中医智慧的减重秘诀吧！

一、蒸煮优先：锁住营养的传统技法

在厨房里，烹饪方式的选择对食物的营养保留和热量控制起着至关重要的作用。中医一直倡导"蒸煮优先"，这不仅是为了保留食物的原汁原味，更是为了锁住其中的营养成分。

蒸煮是一种温和的烹饪方式，它能够极大程度地保留食物中的营养物质。相比油炸或爆炒，蒸煮能够减少油脂的摄入量，同时避免了高温烹饪可能产生的有害物质。所以，在日常饮食中，不妨多使用蒸煮的方式，比如蒸鱼、煮蔬菜汤等，这样既能享受美食，又能轻松控制热量的摄入。

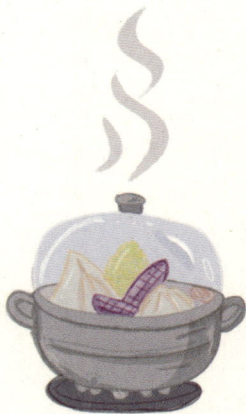

二、香辛料的妙用：藏在厨房里的食养之道

香辛料是厨房中不可或缺的调味品，它们不仅能为食物增添风味，还蕴含着丰富的中医养生智慧。在减重过程中，合理运用香辛料，能够达到事半功倍的效果。

1. 生姜祛寒

生姜是一种常见的香辛料，性温，具有祛寒的作用。在寒冷的天气里，我们可以在煮汤或煮粥时加入几片生姜，这样不仅能温暖身体，还能促进新陈代谢，而良好的新陈代谢也是减重的关键。另外，生姜中的姜辣素能够促进血液循环，加速脂肪燃烧。

2. 花椒祛湿

花椒具有祛湿的功效。当身体中湿气过重时，水肿、疲劳等问题都会显现。而花椒中的挥发油成分可以调节身体的水液代谢，帮助排出多余的湿气。我们可以将花椒与肉类一起烹饪，这样不仅能去除肉类的腥味，还能在享受美食的同时，达到祛湿的效果。

3. 八角健胃

八角是一种常见的香辛料，性温，有健运脾胃的作用。在减重过程中，保持良好的脾胃功能非常重要。八角中的茴香油可以促进胃液分泌和胃肠道蠕动，从而提高消化功能。而且，八角还能为食物增添独特的香气，即使减少油脂和盐分的用量，仍然能保留美味。

三、节气食补：顺应天时的养生智慧

中医学强调"天人合一"，认为人体与自然环境是相互联系、相互影响的。因此，在不同的季节应当选择适宜的食物，以顺应自然规律，达到养生保健的目的。这种依据节气进行食补的理念，对于减重有着积极的意义。

1. 春吃芽：顺应"春生"之气，疏肝健脾助升发

春天，万物复苏，阳气升发。应"春生"之道，此时宜顺应生机，多吃芽类食物，如豆芽、蒜苗等。这些初生的嫩芽蕴含着强大的升发之力，最能疏达肝气、振奋脾胃阳气。它们富含维生素、矿物质，且热量低，能有效帮助身体疏泄冬季积存的郁热湿浊，更能促进新陈代谢，为春季减重调养打下良好的基础。

2. 夏吃瓜：契合"夏长"之机，清热利湿养心脾

盛夏时节，万物繁茂，人体阳气外浮，腠理开泄，出汗多，易耗气伤津。应"夏长"之机，此时饮食宜清补、淡渗，多吃瓜类食物，如西瓜、黄瓜、丝瓜等。瓜类禀受夏日充沛的阳气与雨露，性多偏凉，最能清热解暑、生津止渴、利湿通淋，补充随汗液流失的水分和电解质。它们具有高水分、低热量的特性，既能补充身体所需的水分，又不易助长暑湿，有助于人们在炎夏保持轻盈的体态。但要注意适量食用，避免因过食寒凉而损伤脾胃之阳气或摄入过量的糖分。

3. 秋吃果：呼应"秋收"之律，润燥养肺益精气

金秋时节，阳气渐收，阴气渐长，气候干燥。此时正是"秋收"蓄养的开始，饮食宜滋阴润燥、养肺益胃，多吃当令水果，如梨、苹果、柿子、葡萄等。它们富含维生素、矿物质和膳食纤维，其天然甘润之性最能滋养肺胃津液，缓解秋燥。同时，水果的甜美可满足口腹之欲，使人减少对高热量甜食的渴求。

坚果（如核桃、栗子、花生等）也是秋季养生的好选择。它们（种子）凝聚了植物的精华，富含优质脂肪、优质蛋白和膳食纤维，适量食用能补益肾精、润肠通便，提供持久的能量和饱腹感。不过，坚果热量较高，建议每日摄入量控制在一小把（约 10g）为宜。

4. 冬吃根：遵循"冬藏"之本，补益肾气固根本

寒冬腊月，万物潜藏，阳气内敛，人体需要更多能量顾护根本。应"冬藏"之道，饮食宜温补、味厚，多吃根茎类食物，如红薯、土豆、山药、芋头、萝卜等。这些深埋在地下的块根，吸收了土地的精华，性味多甘平或温，富含碳水化合物、膳食纤维及多种矿物质，最能健脾益气、补肾填精、温暖中焦，为身体提供稳定的能量，增强御寒能力。同时，其饱腹感强，有助于控制总进食量，避免冬季因进补不当而增重。

小贴士　厨房里的养生智慧

　　减重并不意味着要放弃美食，而是要学会如何选择和烹饪食物。运用中医智慧，我们可以将厨房变成一个养生场所，在享受美食的同时，轻松实现健康减重。让我们从现在开始，改变生活方式，用中医的智慧来打造一个健康、美丽的自己吧！

第九章

外食与聚会应对策略

火锅、烧烤放心吃：低热量吃法＋蘸料改造术

一、拒绝涮烤致胖焦虑，吃法合理，快乐减肥

在减肥过程中，大家往往会密切关注每一口食物的热量，火锅、烧烤更是被拉入了"减重期黑名单"。诚然，火锅、烧烤的热量普遍比较高，但如果能正确选择食材，掌握低热量吃法，减肥期间也可以享受涮烤的美味。

二、解析"热量刺客"：三大隐形致胖区

1. 锅底

许多人钟情于麻辣锅底带来的味觉冲击，沉醉于猪骨锅底的浓郁醇香，殊不知，这些美味锅底因调味料较多、含油量较高，容易导致体重

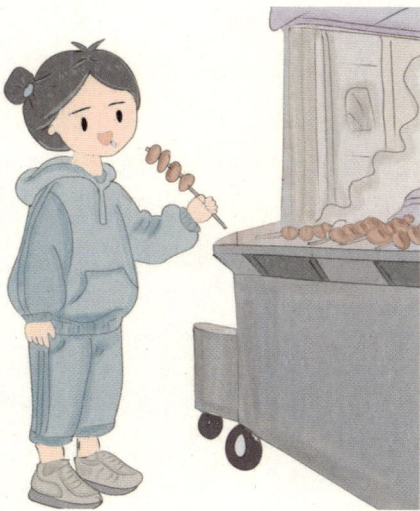

增加。所以，减肥人群应当选择清淡、低热量的火锅锅底，如清汤锅、三鲜锅、番茄锅，以减少热量的摄入。如果你实在想吃重口味的锅底，可以准备一碗清水，先将食物过一下清水，这样可以漂掉大量的油，相对而言热量会低一些。

2. 食材

火锅和烧烤的菜品丰富多样，这就导致一些"热量刺客"隐藏在低热量食物之中。表 3-7 所示的是一些常见的低热量食物和"热量刺客"，减肥人群在涮烤时要注意食材的鉴别与选择。

表 3-7　常见食材热量对照表

食物名称		热量（kcal/100g）
低热量食物	牛柳	95
	鲜豆腐	80
	土豆片	100
"热量刺客"	肥牛卷	202
	腐竹	459
	油炸薯塔	300～350

3. 蘸料

说起火锅，很多人都会想到它的灵魂伴侣——蘸料。目前深受大家喜爱的蘸料主要有芝麻酱和油碟。芝麻酱的原料芝麻中脂肪含量极高，每 100g 芝麻酱的热量甚至可达 630kcal，相当于 4 碗米饭。油碟以香油为主要成分，每 100g 香油的热量更是高达 900kcal，相当于 18 个苹果。可见，芝麻酱和油碟是妥妥的"热量炸弹"。

三、科学涮烤：4 种热量控制术

1. 优选入口食材

想要涮烤不增重，入口食材要优选。食物的荤素比在 3 ： 7 左右较为合理，而且要尽可能选择低脂类的瘦肉和蔬菜，以及优质蛋白，如虾、鱼、瘦牛肉、菠菜、生菜、金针菇、木耳、莴苣等。

2.调整涮烤方式

放心涮烤不致胖，烹调方式需调整。其实涮烤的顺序也和热量密切相关。在涮火锅时，先涮素菜再涮荤菜可有效减少锅中浮油，从而减少蔬菜的吸油量，控制热量的摄入。烧烤时，使用锡纸包裹烤串能够有效锁住水分，从而降低对食物表面刷油的需求，减少油脂的摄入量，这也是减少热量摄入的好方法。

3.合理搭配饮品

爽口饮品理性选，快乐涮烤亦减重。享受火锅和烧烤的同时难免要搭配一些饮品，那么如何选择饮品也是我们控制这一餐热量的重要因素。我们应当尽量选择含糖量较低的饮品，如少糖柠檬水、无糖乌龙茶等。需要警惕的是碳酸饮料，其高糖分极易打破热量平衡，影响减重计划。

4.调整进食顺序

进食顺序微微调，食量控制自然成。进食顺序在很大程度上影响着我们进食的总量。我们在涮烤时，可以先喝一点儿蔬菜汤或茶水，然后吃素菜，之后是荤菜，最后吃少量主食。按照这样的顺序进食更有利于形成饱腹感，从而控制进食量。

四、蘸料改造实验室：低热量蘸料也可口

既然知道了芝麻酱和油碟是"热量炸弹"，我们就可以选择低卡但同样美味的蘸料来进行替代。低热量蘸料配方推荐如下：醋1勺，生抽2勺，蚝油半勺，蒜末1勺，小米椒1勺，海椒干碟1勺，香菜1勺（多放醋有助于血糖平稳）。

大家还可以根据个人喜好来调配自己专属的低热量蘸料。需要注意的是，尽量少使用芝麻酱、香油、蚝油等热量极高的蘸料。

五、低热量涮烤准则

1. 调节心情

减重路上没有完美主义！美食与自律本可兼得，生活需要留白，减重更需弹性。与其纠结热量数值，不如把火锅和烧烤当作阶段性的小确幸——吃得尽兴时，全心全意地品味每一份美食；餐后散步时，尽情享受多巴胺带来的愉悦奖励。80% 的克制＋20% 的欢愉＝可持续的完美平衡。

2. 控制总量和频率

聪明的减肥者都懂得量变引发质变。用精致的小盘盛装精选食材，细嚼慢咽，你会发现，当进食成为有意识的享受时，吃到八分饱，身体自然会发出满足的信号。记住，每一次的克制都是向目标迈进的勋章，身体轻盈了，灵魂更自由。另外，也要注意频率，如果频繁地吃火锅和烧烤，即使方法得当，也无法避免增重。

3. 合理搭配

你的餐盘中就藏着减重密码。当学会用新鲜时蔬给红肉镶边，用小米椒代替芝麻酱，这何尝不是解锁了美食家的高阶玩法？科学搭配带来的不仅是热量控制，更是身体与美味的深度对话——吃得聪明的人，终将赢得健康与美味的双重馈赠。

小贴士　涮烤并非减肥"禁区"

涮烤并非减肥路上的"禁区"。关键在于掌握科学选材与热量管理的技巧，合理把控食用次数与分量，实现聪明饮食。用理性选择兼顾味蕾享受和健康需求，既能从容享受美食，又能助力体重管理。健康饮食，不妨从智慧涮烤开始！

便利店隐藏菜单：关东煮 + 茶叶蛋 + 玉米

一、便利店食品全是热量炸弹吗：三大王牌解密

说起便利店，浮现在我们脑海中的或许是酥脆的薯片、甜腻的蛋糕和爽口的冷饮。这些高油、高盐、高糖食品都是"热量炸弹"，因此很多减肥人士会避免到便利店就餐。其实，在便利店里还藏着三大王牌——关东煮、茶叶蛋和玉米。它们是膳食纤维 + 蛋白质 + 微量碳水化合物的黄金组合，是隐藏的"控卡铁三角"，也是应急场景下的保底营养搭配。

二、科学拆解：便利店三大王牌的营养博弈

（一）关东煮生存法则

1. 汤底暗雷

便利店里的关东煮汤料一般分为辣汤和清汤两种。汤料的选择与热量有着密切关系。两种汤底的热量、钠含量以及脂肪含量对比详见表 3-8。

表 3-8　不同汤底的热量、钠含量以及脂肪含量对比

汤底	热量（kcal/100mL）	钠含量（mg/100mL）	脂肪含量（g/100mL）
清汤	10～20	300～500	可忽略不计
辣汤	30～50	500～800	3～5

通过上表中的数据对比我们可以看出，辣汤由于添加了更多的调味料而具有更高的热量、钠含量和脂肪含量。需要特别注意的是，过量摄入钠不仅会导致短期水肿，还会通过刺激味觉受体和影响激素分泌间接增强食欲，可能诱发对高热量食物的渴求，从而干扰减肥进程。

2. 食材红黑榜

食材的选择是控制热量的关键环节。在选择关东煮的食材时，应优先选择天然食物，如香菇、海带、萝卜、鸡蛋等未经过二次加工的食材。关东煮食材红黑榜及其热量详见表 3-9。

表 3-9　关东煮食材红黑榜及其热量

食材		热量（kcal/ 串）
红榜	魔芋结	7
	萝卜	15
	香菇	10
	海带结	7
	笋尖	7
黑榜	甜不辣	91
	虾滑竹轮卷	90
	兰花干	117
	牛筋丸	123
	千张肉福包	118

在便利店选购关东煮时可参考表 3-9，但由于本文列举的食材种类有限，建议在选购时自行查询，以控制摄入的总热量。

（二）茶叶蛋的蛋白质密码

茶叶蛋的营养价值主要在于优质蛋白，同时其还含有多种维生素和矿物质。便利店里售卖的茶叶蛋通常为了保温而长时间炖煮，导致蛋白中的硫化氢与蛋黄中的铁发生反应，生成硫化亚铁。虽然这种物质对人体无害，但会在一定程度上影响茶叶蛋中营养成分的消化和吸收。此外，为了增强风味，便利店在制作茶叶蛋的过程中通常会添加较多的调味料，使得钠含量显著升高。因此，建议适量食用茶叶蛋，避免摄入过量的钠。

（三）玉米的碳水真相

玉米主要分为甜玉米和糯玉米两种。很多人误以为甜玉米的含糖量较高，不适合减肥期间食用。其实不然，甜玉米的热量只有糯玉米的 60%，GI 值更低，碳水化合物含量也只有糯玉米的 63%，是减脂和控制血糖的更佳选择。

玉米的冷热也有讲究。煮熟的玉米冷藏 4 小时以上就会生成抗性淀粉。抗性淀粉虽然是淀粉，但不会被人体消化道吸收。所以，冷玉米不仅热量低、饱腹感强，还可以减少内脏脂肪的储存，促进肠道益生菌繁殖，可在一定程度上改善便秘、预防肠癌。

三、便利店生存潜规则

1. 避免"热量刺客"

虽然确定了关东煮＋茶叶蛋＋玉米的黄金搭配，但也要提防混杂在其中的"热量刺客"。比如有的人喜欢用关东煮蘸酱吃，而酱料又会增加摄入的热量；还有的人喜欢给玉米加上蜂蜜涂层，大幅增加了摄入的糖分和热量，与减肥的理念背道而驰。

2. 时间管理术

便利店一般会在 4：00 或 5：00 更换新的关东煮汤料，因此购买关东煮的最佳时间是 7：00～9：00，此时关东煮已烹煮入味，且钠含量相对较低。另外，尽量不要在深夜购买关东煮，因为经过长时间的烹煮，关东煮中的钠含量已经在不知不觉中升高了。

四、特殊场景急救方案

1. 深夜便利店

如果深夜实在饥饿需要加餐，可选择便利店的海带汤＋茶叶蛋套餐，既补充了能量，又不会摄入太多热量。

2. 出差赶路

倘若出差赶路来不及吃饭，可自行配备便利店便携包：半根玉米＋即食鸡胸肉＋小包无酱蔬菜沙拉。这样既能保证营养的摄入，又能把摄入的热量控制在合理范围内。

五、便利店保底选择三大准则

1. 绝对底线

不碰油炸食品！不碰含芝士食品！不碰加工丸子！

2. 控制钠量

要注意控制摄入的钠量，单餐不宜超过 800mg（约 1.5 个茶叶蛋 +1 碗清汤的钠含量）。

3. 控制食量

要注意控制食量，玉米食用量可从 1 根减少到半根，茶叶蛋不超过 1 个，关东煮适量，不宜过多。

小贴士 **减重生活化，才是实用锦囊**

减重应当采用生活化的方法，偶尔外出就餐也未尝不可。掌握了便利店的热量密码，便可以在繁忙的工作和学习生活中，轻松实现减重目标。

聚餐补救指南：餐后24小时"轻断食"指南

一、聚餐后不必焦虑，盲目补偿反伤身

在生活化减肥期间，聚餐也许是最令减肥人士头痛的情况。诚然，在聚餐时，人们摄入的食物总量较多，且易摄入许多高油、高盐、高糖食物，不利于减肥计划的实施。出于对减肥的执着，很多人会在聚餐后采取一些不合理的"补救"措施，如彻底断食24小时或者疯狂运动来消耗热量。但是，这些措施并不可行。聚餐算是暴食，而暴食后不恰当地断食和高强度锻炼对身体有巨大的危害，容易引发低血糖、造成肌肉流失，以及引起一些肠胃问题。

人体的代谢功能具有一定的弹性，偶尔1次的暴食虽然会对代谢产生一定影响，但是通过合理的轻断食，可以重启代谢平衡，从而减少聚餐对减肥的不利影响。接下来，让我们来了解"轻断食"，并学会制订聚餐之后的"轻断食"补救计划。

二、解密轻断食的科学逻辑

（一）代谢调节机制

1.改善胰岛素功能

在轻断食期间，机体停止进食，胰岛素分泌迅速下降，减轻了胰岛β细胞的负担，让其进入"修复模式"。这一过程有助于提高胰岛素的分泌功能和敏感性，缓解胰岛素抵抗，从而能够更有效地调节血糖水平。

2.重新平衡糖原储备

在禁食的初期，肝脏会分解储存的糖原，将其转化为葡萄糖，

为身体提供能量。当恢复进食时，肝脏会优先补充糖原储备，而不是将能量储存为脂肪。这种动态平衡能有效优化身体的能量利用过程，使能量得到更高效的运用。

3. 减轻肠胃负担，促进修复

禁食时，食物对胃肠道的机械刺激减少，消化酶的分泌和肠道蠕动频率也会下降。这能降低肠黏膜的摩擦损伤，为胃肠道提供"休息期"，促进肠黏膜的自我修复。

（二）24 小时黄金期的代谢节奏

轻断食的 24 小时"黄金代谢期"包含两个重要节点，它们对于脂肪消耗的启动至关重要。

1. 餐后 4 小时

餐后 4 小时内，身体主要将来自食物的碳水化合物作为能量来源。4 小时后，胰岛素水平逐渐回落，后续糖原储备开始被动用。这标志着身体从消耗食物中的能量转变为利用自身储备的能量，为脂肪代谢的启动铺平了道路。

2. 餐后 12 小时

餐后约 12 小时，身体中的糖原储备已经消耗殆尽，开始动用脂肪储备作为主要能量来源。与此同时，胰岛素水平进一步降低，脂肪分解进入活跃阶段，为身体提供能量支持。这种状态正是轻断食减脂效果的关键所在。通过科学合理地安排轻断食，并坚持足够长的时间，你的身体会逐渐适应这种代谢模式，达到更高效的脂肪消耗和能量利用状态。

三、24 小时分段执行指南

24 小时分段执行轻断食措施的核心原则：分阶段调节饮食强度，配合适度活动，使身体逐渐恢复代谢平衡。

1.0～4 小时（消化期）

避免：平躺和剧烈运动（易引发消化不良）。

建议：饮用 300mL 陈皮茶或温水（促进消化功能）；靠墙站立 15 分钟［5 点（后脑勺、肩胛骨、臀部、小腿肚、脚后跟）贴墙，助消化，塑体态］。

2.4～12 小时（代谢期）

轻断食方案：低 GI 组合，如圣女果（10 颗）+ 黄瓜（1 根）+ 水煮蛋（1 个）。

运动建议：快走 6000 步或瑜伽 30 分钟（忌剧烈运动）。

3.12～24 小时（燃脂期）

早餐：奇亚籽燕麦粥（300kcal）。

午餐：清蒸鱼 + 西蓝花（400kcal）。

加餐：无糖希腊酸奶 100g。

四、禁忌与误区

（一）禁用人群

轻断食效果虽好，但由于其本质上仍属于断食范畴，因此并非适合每个人。实施轻断食前，应仔细评估自身状况，谨慎选择。需要注意的是，孕妇、哺乳期女性、糖尿病患者及胃溃疡患者不可进行轻断食。

（二）常见执行误区

1. 零碳水化合物

很多人认为碳水化合物是减肥的负担，因此轻断食时会彻底舍弃碳水化合物的摄入。但零碳水化合物的轻断食极易诱发低血糖，出现头晕、手抖、心悸等症状。所以，即使是在轻断食期间，零碳水化合物的做法也并不可取。

2. 咖啡因过量

适量的咖啡因对减肥有益，但需要注意的是，由于身体处于轻断食的特殊时期，过量摄入咖啡因可能导致胃酸分泌过多，引发胃痛和心悸，还可能导致身体脱水。

五、增效方案

轻断食是聚餐后的主要补救措施，亦可搭配一些中医小妙招和适当强度的运动，以促进身体新陈代谢的调节。

（一）中医消食法

1. 穴位按摩

取穴：中脘穴 + 足三里穴。

中脘穴是胃之募穴，位于脐上 4 寸。按揉或向下推揉中脘穴 5 ～ 10 分钟，可促进消化功能，和胃健脾。

足三里穴为胃经合穴，是健脾、补虚培元之要穴，位于外膝眼下 3 寸。按揉足三里穴 3 ～ 5 分钟，直至有酸胀感，可燥化脾湿，升发胃气。

2. 茶饮

配方：炒麦芽 5g + 山楂 3g。

炒麦芽和山楂都有健脾消食的功效。聚餐后可取 5g 炒麦芽和 3g 山楂，加适量水，煮后饮用，有唤醒脾胃消化功能的作用。

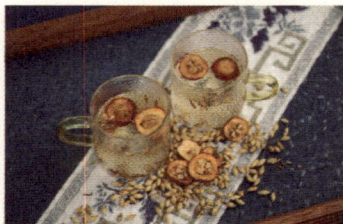

（二）运动强度公式

在实施轻断食期间，进行运动时应注意调节运动强度。以下为最佳燃脂心率的计算方法，大家可以根据自身情况来计算，从而确定适合自己的、有效的运动强度。

最佳燃脂心率 =（220 − 年龄）× 60%。

保持该心率，持续运动 40 分钟。

六、科学补救 3 项原则

1. 阶梯式热量控制

聚餐后的"断崖式"进食会导致代谢水平下降，可能导致脂肪堆积。为避免代谢水平下降，我们可采用阶梯式的轻断食热量控制法。在轻断食的第一天和第二天，每日热量控制在 500 ~ 800kcal，以低脂、低糖、高纤维食物为主，如蔬菜沙拉、水煮鸡胸肉等。这两天需要减少碳水化合物和脂肪的摄入，但需要保证至少摄入 1200mL 的水分，以避免脱水。第三天适当增加蛋白质和膳食纤维的比例，可以食用藜麦、鸡蛋、深海鱼类等，热量可提升至 800 ~ 1000kcal。第四天控制碳水化合物的摄入量，优先选择糙米、红薯等复合碳水化合物，配合坚果补充优质脂肪。第五天逐渐恢复至正常饮食的 60% ~ 70%，建议保持清淡的烹饪方式，避免油炸或高糖食物，可增加发酵类食物（如无糖酸奶）调节肠道功能，同时补充复合维生素以维持营养均衡。

2. 营养密度优先

在轻断食期间，严格控制进食量的同时更加需要注意营养搭配。选择食材时应当以营养密度优先为原则，选择同等重量下含营养素更多的食物。在轻断食期间，每餐需含蛋白质 20g，膳食纤维 5g。

3. 代谢节奏匹配

尽量在上午增加活动量，晚上控制进食，以减轻脾胃负担。日落后避免剧烈运动，以防损耗气血，影响代谢率。

小贴士　科学补救，让每一次聚餐都毫无负担

聚餐后进行轻断食是一种科学且温和的代谢重启方式，通过分阶段饮食调整与适度运动，帮助身体恢复代谢平衡。其关键在于合理控制热量摄入、优选高营养密度食材，并匹配代谢节奏，使身体逐步恢复健康状态。虽然轻断食效果显著，但应结合自身情况，避免盲目执行。健康管理，科学补救，让每一次聚餐都毫无负担！

喝酒不发胖攻略：低热量酒与中医解酒小妙招

如前文所述，聚餐常常给那些致力于减肥的人士带来困扰，而日常生活中无法避免的酒局同样让许多减肥人士感到棘手。接下来，就让我们来了解一下酒局里的热量秘密吧。

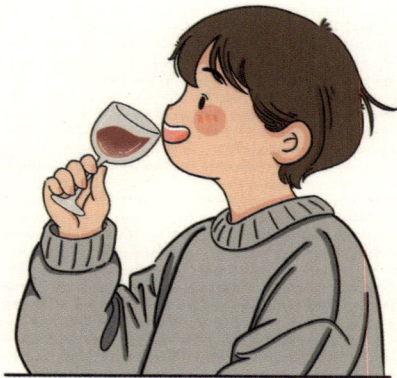

一、酒精热量须辨别，选对酒类少负担

在日常生活中，我们可能会面临无法避免的酒局，但通过合理选择酒类，我们可以最大程度上减少饮酒对减肥的负面影响。有的人会说，红酒有软化血管等养生作用，可以无限畅饮；有的人认为，酒的热量与度数成正比。其实，这些都是人们的认识误区。

红酒的含糖量普遍较高，且个体之间存在差异，并不是所有人都适合饮用红酒，更不能"无限畅饮"。酒的热量与酒精度和添加剂等都有关系。酒精的热量约为 7kcal/g，远高于蛋白质和碳水化合物（4kcal/g），直逼脂肪（9kcal/g）。而且酒精的代谢路径特殊，饮酒摄入的热量会被身体优先消耗，因此体内没有被利用的碳水化合物、蛋白质就会转化成脂肪储存起来。这也是饮酒容易增重的原因之一。

二、热量计算与酒精代谢

1. 热量计算公式

总热量 = 酒精度 × 7（kcal/mL）× 饮用量（mL）

例如：500mL 43%voL 白酒的热量 = 43% × 7 × 500 = 1505（kcal）。

2. 酒精代谢

酒精通过胃和小肠的吸收快速进入血液，再由血液进入全身循环，5 分钟后到达大脑，最后在肝脏被分解代谢。肝脏每小时仅能代谢约 10mL 的纯酒精（≈ 220mL 啤酒或 30mL 烈酒），未被代谢的酒精会在血液中蓄积，导致血液酒精浓度升高，从而产生醉酒现象。

三、低热量酒类推荐

常见的低热量酒类见表 3-10。需要注意的是，同一种类不

同酒品之间存在热量差异，若想选择同种类中热量更低的酒可在网上查询具体产品的热量。即使不方便选择低热量酒，也应当规避百利甜、朗姆、伏特加、威士忌等高热量酒，特别是以这些高热量、高含糖量的酒作为基酒调制的鸡尾酒。在软饮和基酒的双重热量加持下，美味的鸡尾酒便会成为减肥路上的"热量炸弹"。

表 3-10　常见低热量酒类及其热量和饮用方式推荐

种类	度数	热量（kcal/100mL）	推荐饮用方式
干型香槟	12%vol	约 70	搭配柠檬片（调节酸度）
0 糖啤酒	4.5%vol	约 23	冷藏饮用（控制泡沫量）
干型葡萄酒	12%vol	约 75	冷藏后纯饮

四、中医解酒小妙招

遇到酒局不惊慌，中医解酒有妙方。接下来，我们将从饮酒前、饮酒中、饮酒后 3 个阶段为大家介绍一些中医解酒小妙招。

（一）饮酒前

1. 按关冲穴

关冲穴为手少阳三焦经上的穴位，位于无名指末节尺侧，距指甲角 0.1 寸处，能够促进水液代谢，也有促进酒精代谢的作用。饮酒前用指甲掐按关冲穴，能够在一定程度上降低醉酒的概率。

2. 喝豆浆

豆浆中的蛋白质与胃酸相遇后会发生反应凝固，粘附在胃壁表面，形成一层保护膜，不仅有助于延缓胃部对酒精的吸收速度，还能减少酒精对胃壁的刺激与伤害。

（二）饮酒中

1. 喝梨汁

梨，味甘、酸，性凉，有生津止渴、清热润燥、消痰降火、解疮毒和酒毒等作用。因此，在饮酒时可以直接食用梨或饮用梨汁、梨汤来解酒。

2. 喝酸奶

酸奶中含有大量的钙，可缓解因酒精导致的烦躁不适。

（三）饮酒后

"千杯不醉饮"是一首既可解酒毒，又可预防脂肪肝的"妙方"。

【原料】枳椇子 12g，葛花 15g，山楂 16g，陈皮 6g。

【制法】煮水后代茶饮；还可加入红糖，熬成浓汁，效果更佳。

【原理】枳椇子解酒护肝，健脾和胃；葛花解酒醒脾；山楂健胃消食；陈皮理气健脾。诸药合用，能够促进酒精代谢，从而起到解酒的作用。

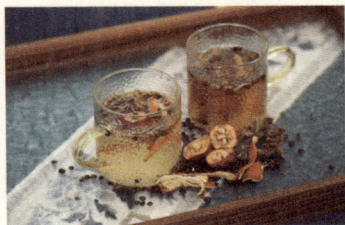

五、饮酒禁忌与醉酒补救

（一）危险组合警告

1. 头孢类药物 + 酒精

头孢类药物和酒精在人体内相遇后可能发生双硫仑样反应，严重者会出现休克、呼吸抑制等危重症状。

2. 咖啡因饮品 + 酒精

同时摄入酒精和咖啡因会增加神经、大脑和胃的负担。除此之外，咖啡因对神经的抑制作用会导致饮用者无法判断酒精摄入量，极易导致饮酒过量。

3. 高油脂烧烤 + 酒精

高油脂烧烤与酒精的组合无疑是减肥路上的一大灾难，它可能导致之前的努力付诸东流，并且对已经适应了健康饮食的胃部造成伤害。

（二）醉酒补救策略

1. 微醺期

此时，血液中的酒精含量为 50 ～ 100mg/mL。适量饮用电解质水可补充水分和电解质，还可以稀释酒精浓度，促进体内的酒精排出。

2. 醉酒期

此时，饮酒者已经神志不清，需要使其侧卧，以防呕吐物堵住气道引起窒息，同时可以按摩百会穴（头部，两耳尖连线中点处）以促进其恢复清醒。

六、健康饮酒 3 大准则

1. 控量公式

单日酒精摄入量（g）≤体重（kg）×0.8。

例如，体重为 60kg 的人，单日酒精摄入量应 ≤ 48g（≈ 120mL 威士忌）。

2. 择时法则

避免空腹饮酒，最佳时段为 17：00 ～ 19：00，此时为转氨酶活跃期，有利于酒精的分解与代谢。

3. 组合策略

每饮 1 杯酒，同步饮用 2 杯温水和 1 份高纤维食物。

小贴士 **科学饮酒，呵护健康**

　　饮酒虽是社交常态，但健康与自律方为立身之本。掌握低热量酒类选择知识、科学解酒方法和适度饮酒原则，不仅能减少酒精对身体的负面影响，还能让你在酒局中游刃有余。为实现体重管理目标，请选择科学与节制的饮酒方式。

WEIGHT LOSS

方法篇

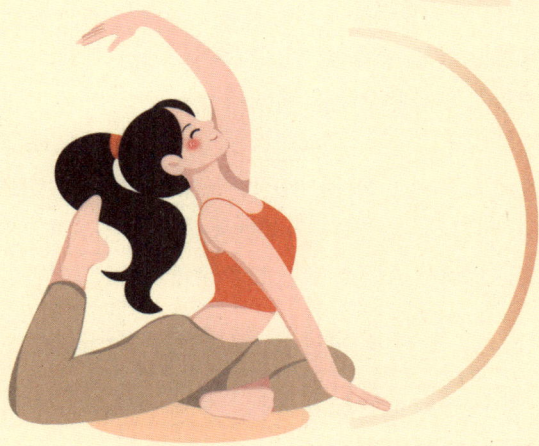

第一章

外练筋骨，内调气血：
中医功法助力体重管理

千年健身操：马王堆导引术激活经络

一、马王堆导引术的历史与文化价值

马王堆导引术源自西汉马王堆汉墓出土的《导引图》，距今已有 2100 余年的历史，是迄今发现最早、最完整的古代导引图谱。《导引图》包括 44 幅彩色帛画，体现了古人通过肢体运动、呼吸吐纳与意念引导相结合的方式调理气血、祛病延年的智慧。马王堆导引术正是以这些帛画为基础演变而成。

导引术以"天人相应"为核心理念，强调通过模仿自然生物的动作（如鸟伸、鸱视、鹤舞等），调和人体阴阳，疏通经络气血，与现代"运动即良医"的理念高度契合。其"形神共养"的特点，尤其适合现代人因久坐、压力导致的代谢紊乱型肥胖。

二、导引术与体重管理的内在关联

中医学认为，肥胖多因"气虚痰瘀"而成，即脾虚失运、肝郁气滞导致水湿痰浊内停。导引术主要通过以下路径对体重进行干预。

1. 健脾化湿

腰腹扭转动作能够增强脾胃运化功能，减少腹部脂肪堆积。

2. 疏肝理气

扩胸展臂动作能够疏肝理气解郁，抑制压力性暴食。

3. 行气活血

舒展肢体动作能够促进气血运行，消痰，活血化瘀。

三、马王堆导引术动作要点与体重管理方案

马王堆导引术共有 12 式，分别为挽弓、引背、凫浴、龙登、鸟伸、引腹、鸱视、引腰、雁飞、鹤舞、仰呼、折阴。

（一）脾虚痰阻型肥胖

【判断要点】体胖松软，身体沉重，肢体困倦，大便溏薄或黏滞不爽，舌苔厚腻。

【推荐导引术】引背＋凫浴。

1. 导引术之第二式：引背

（1）操作步骤如下。

起势：直立，双脚与肩同宽，双手自然下垂。

引背展脊：两臂内旋向前下方伸出，手臂与身体约呈 30°，同时拱背提踵。拱背时，目视双手食指指端。落踵，重心右移，身体左转 45°，左脚向左前方迈步；同时，两臂外旋提起，掌背摩肋，目视左前方。重心前移，两臂经体侧呈弧线上摆，掌背相对，成勾手，高与肩平；右脚脚跟提起，目视双掌。重心后移，身体后坐，右脚脚跟顺势下落；两掌心向外，微屈腕，伸臂拱背，目视手腕相对处。重心前移，顺势提右脚脚跟，两掌下落，按掌于体侧，头向上顶，目视远方。左脚收回，身体转正，两臂自然垂落于身体两侧，目视前方。反方向重复 1 遍，右脚收回并拢站立。

做引背这一式动作时应注意，伸臂、拱臂要充分；注意眼睛近观远望的变化；拱背时，意念从食指端经肘外侧到鼻翼两侧。

（2）作用：刺激督脉与膀胱经，健脾化湿，升举阳气。

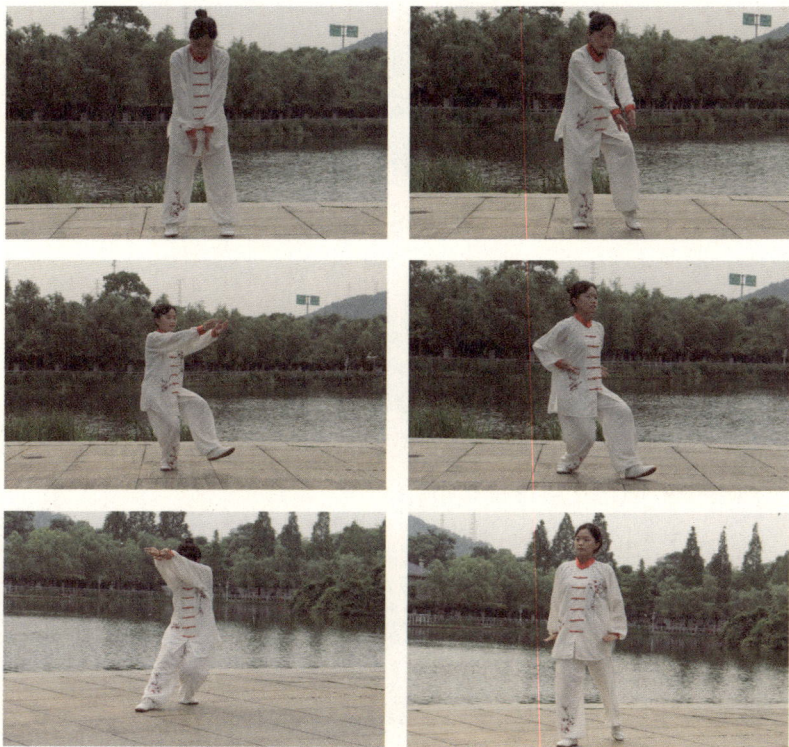

2. 导引术之第三式：凫浴

（1）操作步骤如下。

起势：直立，双臂下垂，目视前方。

凫浴摆臂：左脚开步，右脚并拢，屈膝半蹲，两手由右向左摆至身体侧后方，髋关节右引，目视右前方。以腰带臂由左向右摆动，掌心相对，目视右侧斜后方。两臂转动上举，身体直立，目视前上方。两掌下落，目视前方。本式一左一右为 1 遍，共做 2 遍。

做凫浴这一式动作时应注意，摆臂动作幅度可由小逐渐加大，因人而异，量力而行；两臂下落时，意念从面部经腹侧至足趾端。

（2）作用：疏通脾经与带脉，利水排湿。

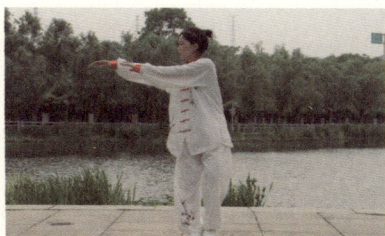

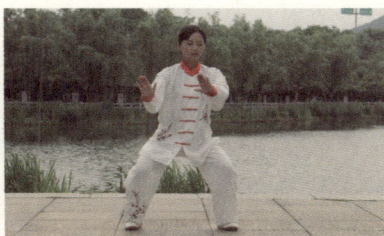

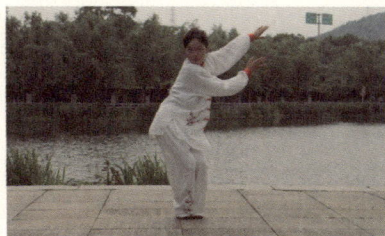

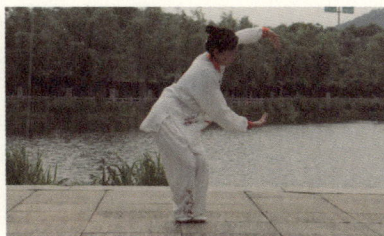

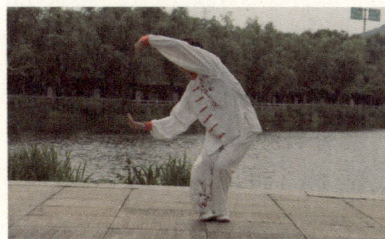

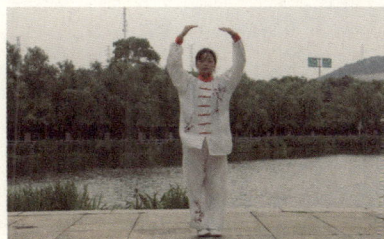

（二）气滞血瘀型肥胖

【判断要点】体胖硬实（腰腹尤甚），面色晦暗，女性痛经或经血夹血块，舌暗紫，或有瘀斑，脉涩。

【推荐导引术】龙登＋鸥视。

1. 导引术之第四式：龙登

（1）操作步骤如下。

起势：直立，双脚并拢，双臂下垂。

龙腾登天：两脚尖外展，双掌缓提，掌心斜向上，目视前方。屈膝下蹲，两掌向斜前方下插，转掌心向上呈莲花状，目视双掌。起身，双掌缓缓上举于头顶上方，双掌外展，指尖朝外，脚跟缓提，目视前下方。脚跟下落，两掌内合、下按，两臂外旋，翻掌，中指点按大包穴。本式一下一上为1遍，共做2遍。第二遍结束时，双掌下落，目视前方。

做龙登这一式动作时应注意，下蹲时，应根据自身年龄以及柔韧性选择全蹲或半蹲；双掌外展提踵下看时，要保持重心平衡，全身尽量伸展；双掌上举时，意念从足大趾上行，经膝关节内侧至腋下。

（2）作用：疏肝理气，活血化瘀，化解气滞型硬实脂肪。

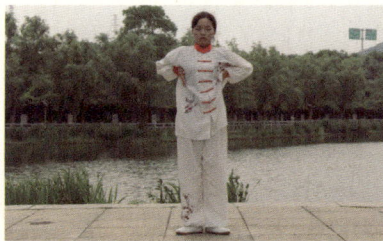

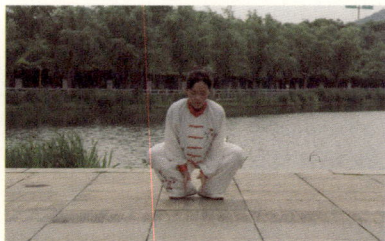

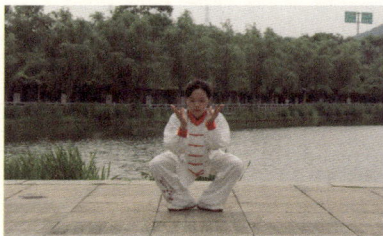

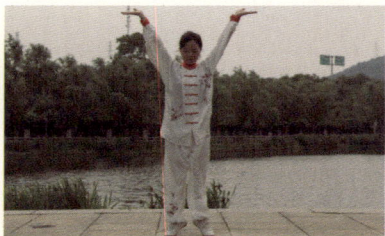

2. 导引术之第七式：鸥视

（1）操作步骤如下。

起势：直立，双脚并拢，双臂下垂。

鸥鸟凝视：身体左转，左脚向左前方上步，双掌内旋摩肋。双掌划弧上举，左腿微屈，右脚缓慢前踢，脚面绷直。两肩后拉，头前探，右脚勾脚尖。右脚回落，左脚收回，两臂下落，目视前方。本式一左一右为1遍，共做2遍。第二遍结束时，开步站立，双手自然垂落，目视前方。

做鸥视这一式动作时应注意，双臂上伸时，掌心向外，头微用力前探；勾脚尖时，意念从头经后背、腘窝至足趾端。

（2）作用：疏通胆经与任脉，破瘀散结。

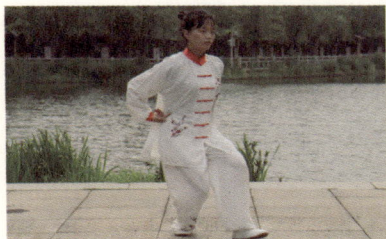

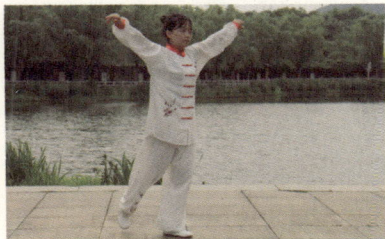

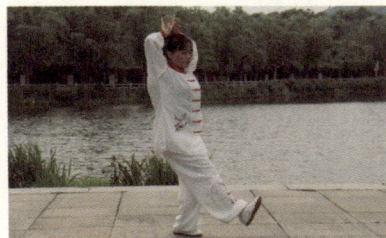

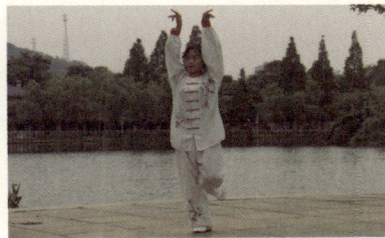

（三）湿热内盛型肥胖

【判断要点】体胖油腻（面部、背部痤疮），口苦口臭，小便黄赤，大便黏滞或便秘，舌红、苔黄腻，脉滑数。

【推荐导引术】仰呼＋折阴。

1. 导引术之第十一式：仰呼

（1）操作步骤如下。

起势：直立，双脚并拢，双臂下垂。

仰头呼气：掌心相对，缓缓上举，目视上方。双臂下落，上半身前倾，头向后仰，挺胸塌腰，头转正，同时双臂外展，双手翻掌下落，扶按于腰侧，指尖向下，脚跟缓提。双掌沿体侧向下摩运，脚跟缓落，屈膝下蹲，目视前下方。本式一上一下为 1 遍，共做 2 遍。第二遍结束时，双臂自然垂落于身体两侧，开步站立，目视前方。

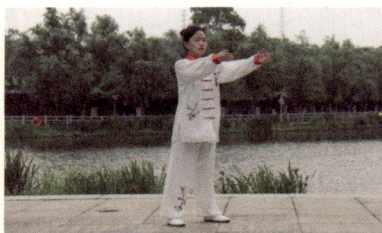

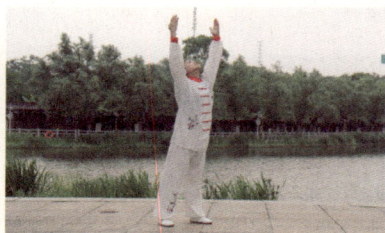

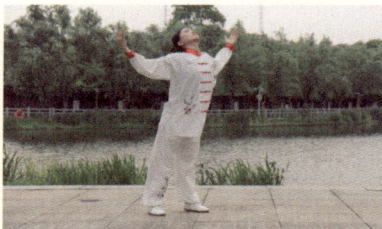

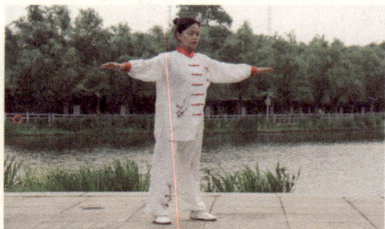

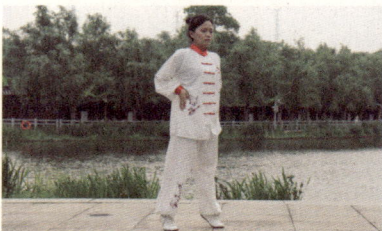

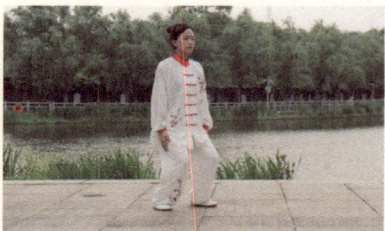

做仰呼这一式动作时应注意，双臂分落至水平时，颈部肌肉放松；双掌下落时，意念从头面部经身体外侧至足趾端。

（2）作用：通调三焦，泻肺胃实热。

2. 导引术之第十二式：折阴

（1）操作步骤如下。

起势：直立，双脚并拢，双臂下垂。

折阴前屈：左脚上步，右掌上举，重心前移，右脚跟提起。右臂旋落，掌心向上，退步收脚。双臂平举，转掌心向前拢气，目视双掌。身体前倾，转掌指向下拢气。双掌上托，身体直立，双臂内

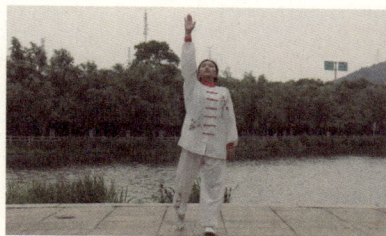

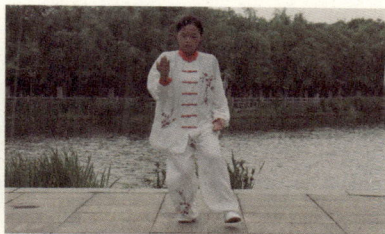

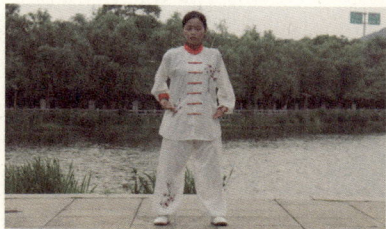

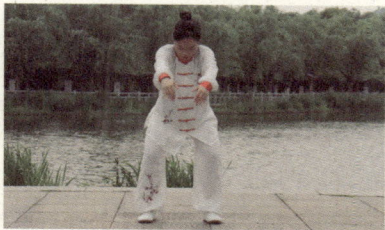

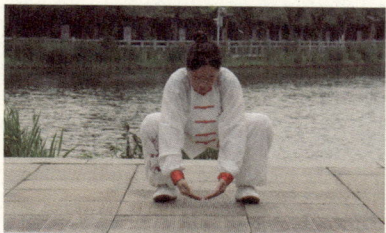

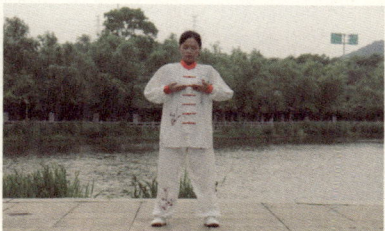

旋。双掌下按，双臂垂落。本式一左一右为 1 遍，共做 2 遍。

做折阴这一式时应注意，上步举掌时尽量拉伸躯干；双掌沿下肢内侧上行时，意念从足趾端经膝关节至腹侧。

（2）作用：疏通肝经与脾经，清利下焦湿热。

四、注意事项

1. 呼吸原则

遵循"起吸落呼、开吸合呼"的基本原则，避免因逆式呼吸而引发气逆。初学阶段可采用自然呼吸，熟练后逐步过渡至腹式呼吸。

2. 循序渐进

初期以动作流畅为主，适应后可逐步增加幅度与时长。

3. 其他注意事项

膝关节退行性病变患者应避免深蹲动作，可改为坐姿导引。急性腰椎间盘突出症、严重骨质疏松、高血压病患者须在专业指导下进行练习。

每天 10 分钟：八段锦矫正体态又减脂

一、八段锦与体重管理

八段锦之名，最早见于南宋洪迈所著的《夷坚志》。整套功法由 8 段不同的动作组成，每段动作都蕴含着古人对身体锻炼和养生的深刻理解。其融合了中医经络学、气血运行理论以及传统哲学思想，体现了人与自然和谐统一的理念，是一套具有健身祛疾、防病康复作用的自我锻炼功法。

长期练习八段锦能够改善体内脂肪分布情况与代谢水平。其通过增强身体对葡萄糖的吸收能力，减轻外周组织对胰岛素的抵抗，提高肌肉组织对葡萄糖的利用率，进而降低血糖水平。同时，它还能降低血浆中的胆固醇含量，加速脂肪组织分解，从而减少体内脂肪，调整体重。

二、八段锦各式动作要点详解

第一式：双手托天理三焦

"双手托天理三焦"的核心是通过双手向上托举来拉伸身体、延展胸腹，再配合呼吸调节，以对三焦起到有效的疏通和调理作用，进而实现该动作的健身功效。

分解步骤：

（1）左脚向左侧迈出，与肩同宽，双手在腹部前方交叉，左手在上，沿身体中线向上举至头顶上方。

（2）双手慢慢向两侧分开，下落至与肩同高的位置平举，上半

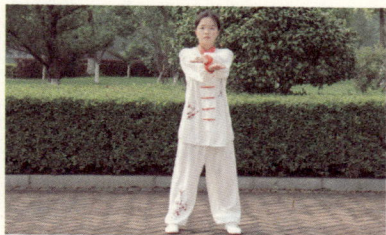

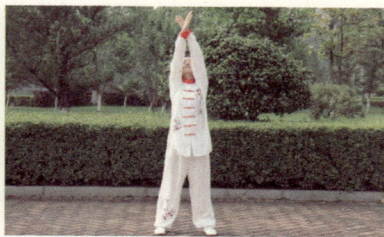

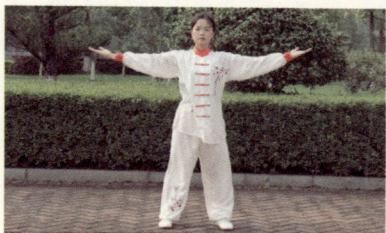

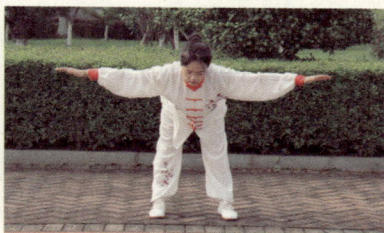

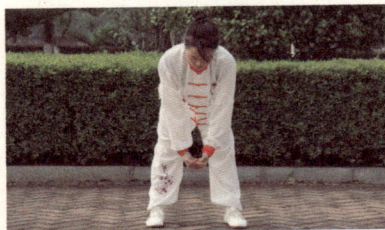

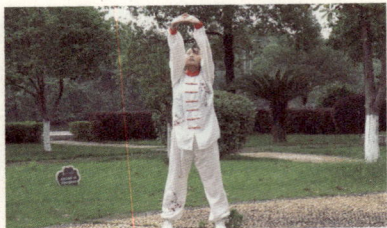

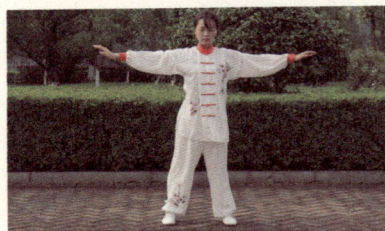

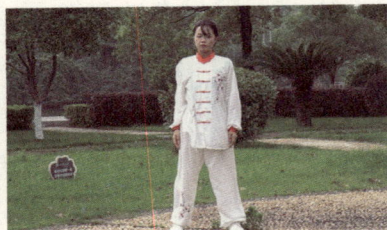

身向前弯曲、塌腰，同时悬臂掌心向下，双手在头部下方十指交叉相握。

（3）上半身抬起，双手沿身体中线向上举至胸前，接着翻转手掌向上托举至头顶前上方，双臂伸直，脚跟提起，抬头看手背。

（4）双手分别向左右两侧分开，下落至身体两侧，同时脚跟落下、踩地，双眼平视前方。

第二式：左右开弓似射雕

"左右开弓似射雕"的重点在于扩张胸部，增加胸廓的宽度。练习时配合呼吸，能让两肺充分地舒张和收缩，从而改善心肺功能。做马步动作时，可根据自身腿部力量灵活调整步型的高低，这样既能有效锻炼下肢力量，还能提高身体的平衡与协调能力。

手形：八字掌，拇指与食指分开呈"八"字状，其余三指屈指扣紧。

拳：四指并拢卷握，拳面平。

步型：马步。开步站立，两脚间距为脚长的 3～4 倍，屈膝半蹲，大腿略高于水平，脚尖正对前方。

分解步骤：

（1）接上式，左脚向左横跨，两脚之间为一个马步的距离，下蹲成马步。双手先平举，再慢慢下落至身体前方交叉提起，右臂在上，到胸前时右臂位于内侧，两掌心都朝内。接着右手握拳，左手八字掌，左臂向左缓缓推出，同时右臂横向拉拽，如同拉弓的姿势。

（2）当左臂伸直后，双手变回掌，掌心朝下，右手向右侧伸展，眼随手动。随后两手同时下落至身体前方，再交叉提起于胸

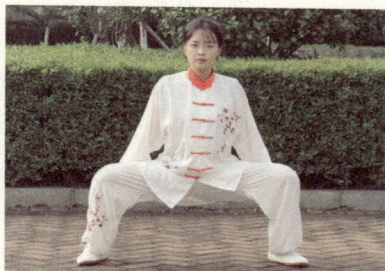

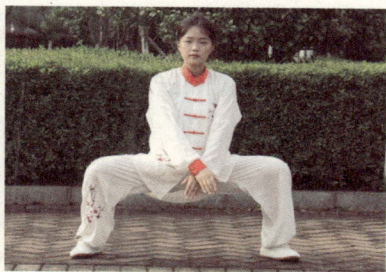

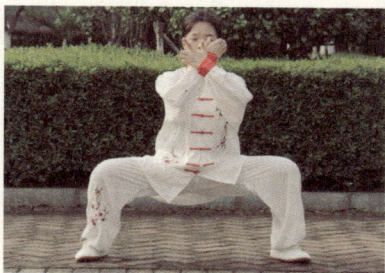

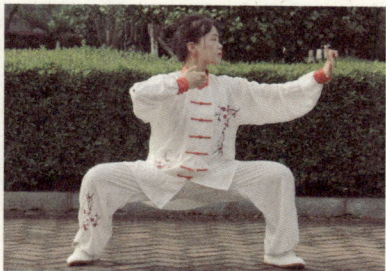

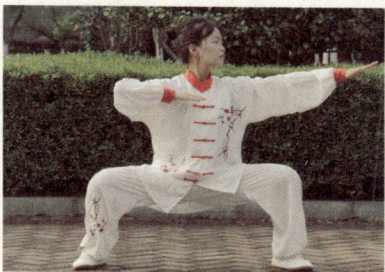

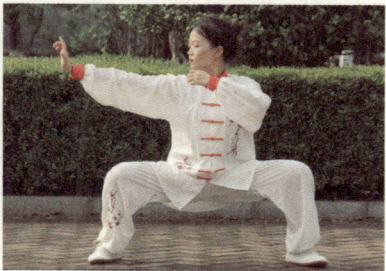

前，此时左臂位于内侧，左右式动作相同，只是方向相反。

易犯错误：蹲马步时，身体前倾。

纠正错误：蹲马步时，身体要立直；拉弓时，不要耸肩。

第三式：调理脾胃须单举

"调理脾胃须单举"主要是通过牵拉腹腔、舒展腰腹，从而对腹腔内的脏器起到按摩作用。

分解步骤：

（1）承接上一式，双臂向两侧平举，上半身向左转动，同时由马步变为左弓步。左手握拳收至腰侧，右臂随身体转动先屈肘向下、向前、向上划弧至头部前方，手握成拳，眼睛注视右拳。

（2）上半身下俯，右拳变掌向下按到左脚尖前方。

（3）上半身向右转，从左弓步逐渐过渡到右仆步，手随着重心移动，贴着地面划弧到右脚尖前方，再变成右弓步，眼随手动。

（4）右手翻转掌心向上举，举至眼前时顺时针旋掌上撑掌，手臂伸直，同时左手变掌向下按，掌心朝下，抬头看右手背。

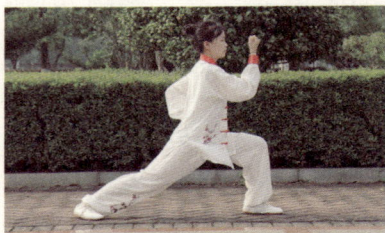

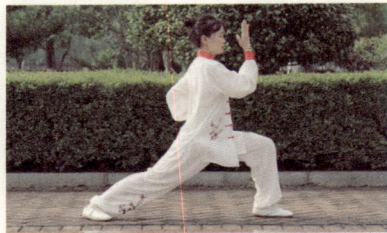

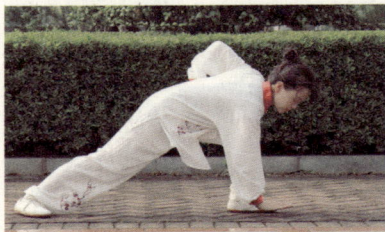

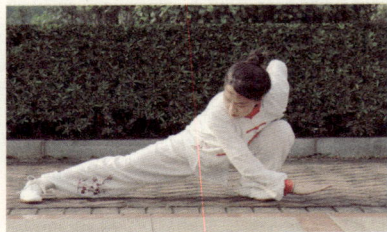

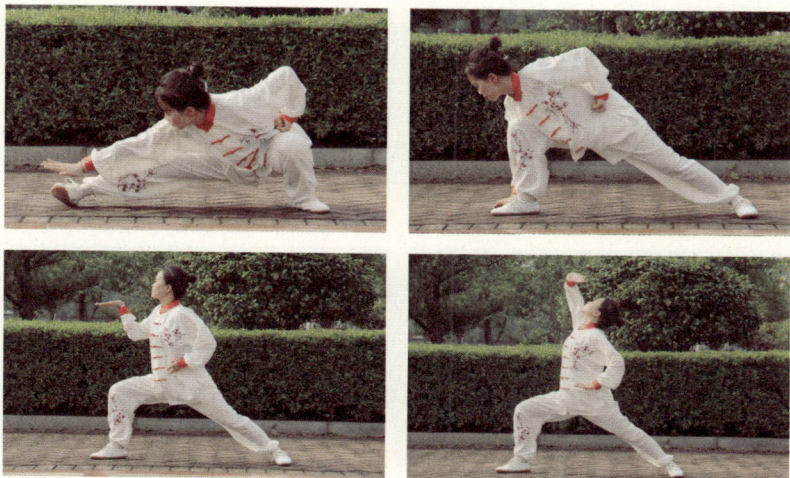

（5）右掌向下，左掌向上，两手交会于胸前，继续分别下落、上升。右掌变拳下落、收至腰侧，左手握拳屈肘、举到头部前方，开始做右式动作。左右式动作相同，只是方向相反。

易犯错误：两手臂上撑下按时手臂松动，身体前俯。

纠正错误：这个动作用力需均匀，上半身保持直立。

第四式：五劳七伤往后瞧

"五劳七伤往后瞧"主要是通过双臂的起落开合、前后伸展，再配合上半身的活动，让腰椎和颈椎进行拧转和屈伸运动。这样做能调节中枢神经系统，同时刺激颈部的大椎穴，起到疏通气血、放松颈部肌肉等效果。

分解步骤：

（1）双手抱拳收在腰侧，左脚向前跨出一步，呈小左弓步，同时，双拳变掌，经身体两侧先向后，再向前平举，掌心朝下。

（2）重心向后移动，屈肘，两手翻掌在胸前交叉，掌心朝内。

（3）左脚尖向外转动，重心前移，上半身向左转，左脚外展踩

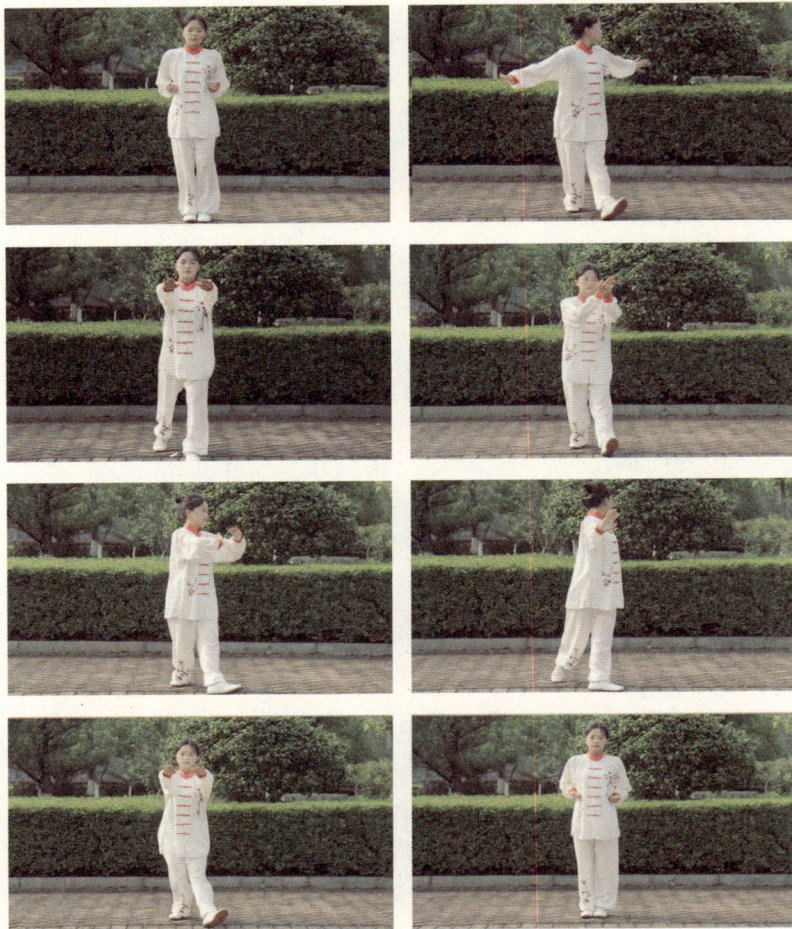

实，右脚跟抬起。双手翻掌，分别向右前方和左后方撑开，指尖朝前，眼睛看向后方。

（4）上半身向右转回正前方，左脚收回，同时双臂向前平举后落下，接着做右式动作。左右式动作相同，仅方向相反。

易犯错误：当两手翻掌前后外撑时，手臂与肩不在同一条直线上。

纠正错误：外撑时缓慢用力，力达掌根撑开，两臂与肩在同一条直线上。

第五式：摇头摆尾去心火

"摇头摆尾去心火"主要是通过上半身左右摆动和扭转，同时配合下肢步型的左右转换，以此带动全身进行运动，具有清除心火、安定心神的作用。

分解步骤：

（1）承接上一式，左脚向左横跨一个马步的距离，双手经身体两侧上举至头顶交叉，然后缓缓下拉至胸前，膝盖弯曲下蹲成马步，同时双手经身体前方下落，按在大腿上，虎口朝内，眼睛看向前方。

（2）上半身向右转，深俯，重心移到右腿，大幅度向左摇动，同时右腿蹬直，重心转到左腿，臀部向右摆动，腰部扭转，胯部侧移，眼睛看向右下方。

（3）上半身向右转，左式做相同的动作，只是方向相反。

（4）左脚收回，双脚并拢站立。

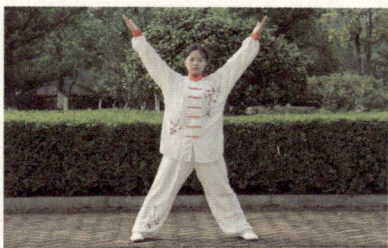

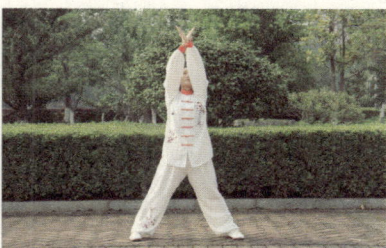

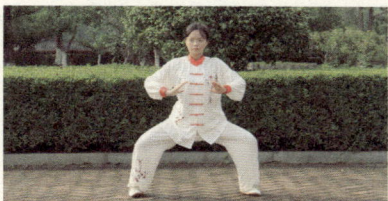

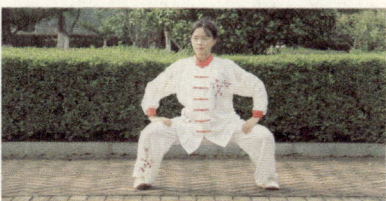

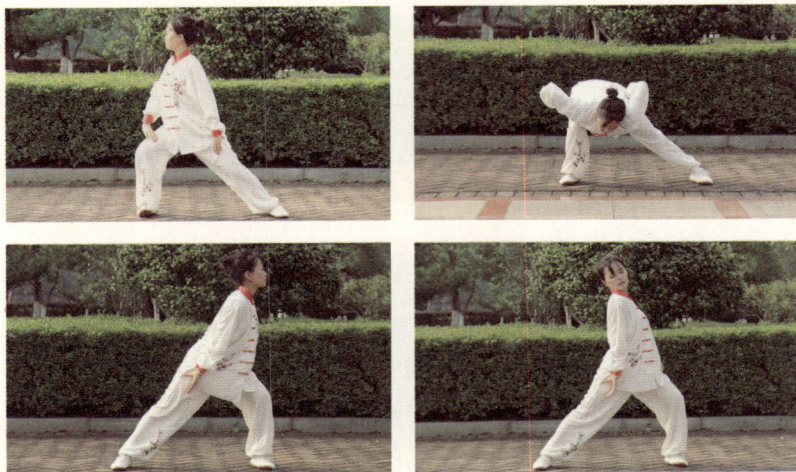

易犯错误：蹲马步时脚尖外展出现外八字。

纠正方法：在左脚向左开步时，应将脚尖调整为正对前方。

第六式：双手攀足固肾腰

"双手攀足固肾腰"主要是对腿部和腰部的肌肉群进行牵拉与伸展。该式能提高腰部和腿部的柔韧性，还有助于预防腰肌劳损和坐骨神经痛。

分解步骤：

（1）承接上一式，双手在身体前方抬起，上举至头顶，掌心朝前，上半身向后仰，同时抬头。

（2）身体回正后，上半身向前弯曲，双手随之下落至脚尖处，手指握住脚尖，两膝保持伸直状态。

（3）双手沿着脚的外侧划弧到脚跟，上半身抬起，双手顺着腿后方向上移至腰部，按压肾俞穴，此时上半身向后仰并抬头。

（4）双手自然下垂，双脚并拢站立。

易犯错误：在两手攀握脚尖时，膝关节弯曲。

　　纠正方法：腰前俯在最低点时，脚尖上翘，手指抓握脚尖，膝关节伸直。

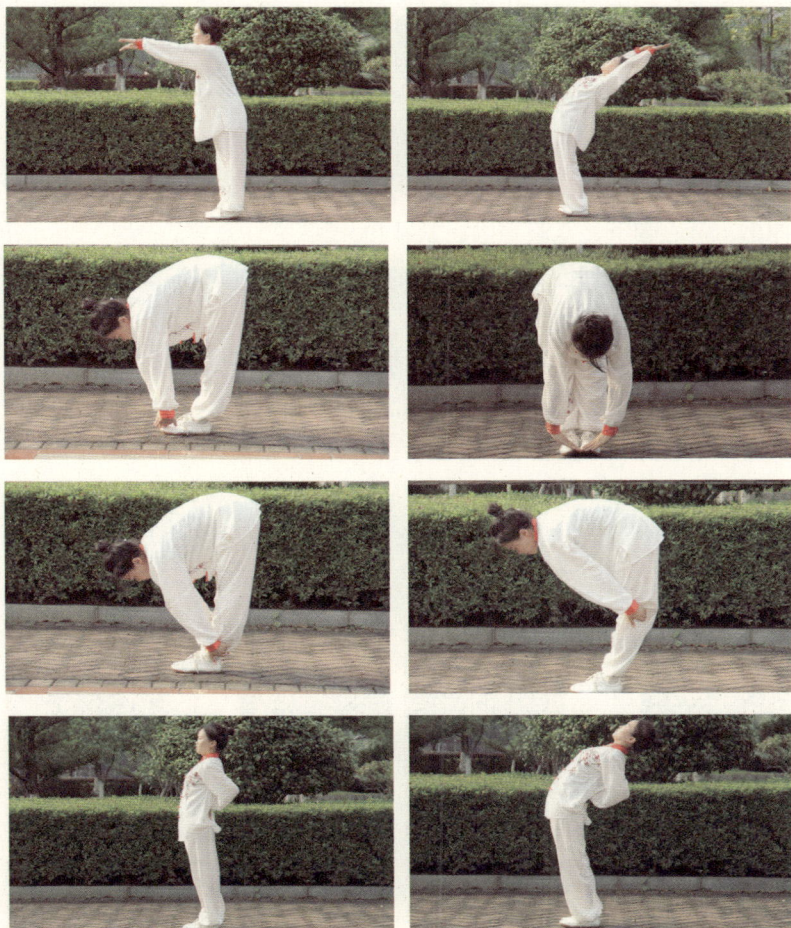

第七式：攒拳怒目增气力

　　"攒拳怒目增气力"主要是通过冲拳、劈拳、崩拳这3种手法，配合下肢的弓步、马步等步型来完成的，有一张一弛、刚柔相济的特点。

冲拳：出拳时贴腰由慢到快向前冲出，收拳时动作应缓慢轻柔。

劈拳：由上往下劈拳，拳眼朝上，力在拳轮，有劈物之意。

崩拳：两拳向两侧崩弹，拳心朝前，拳眼朝上，力在拳背。

分解步骤：

（1）左脚向左横跨一个马步的距离，双手握拳收在腰侧，膝盖弯曲下蹲成马步。

（2）左拳向前缓缓伸出，此时拳心朝上，当手肘过腰后，旋臂冲出，拳心朝下，双眼瞪大，紧盯左拳。

（3）缓缓收回左拳。右拳向前缓缓伸出，此时拳心朝上，当手肘过腰后，旋臂冲出，双眼瞪大，紧盯右拳。

（4）缓缓收回右拳。上半身向左转成左弓步，同时双拳在身体前方交叉随身体下俯。上半身起，手臂动作不变，向上举起后分开呈"山"字形，然后右拳在前、左拳在后做劈拳动作，拳眼朝上，眼睛看向右拳。

（5）上半身向右转180°成右弓步，双拳在身体前方交叉随身体下俯。上半身起，手臂动作不变，向上举起后分开呈"山"字形，

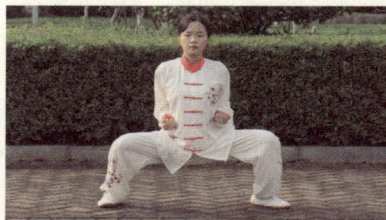

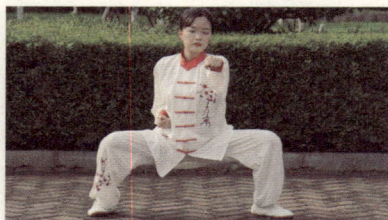

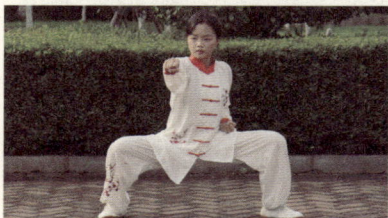

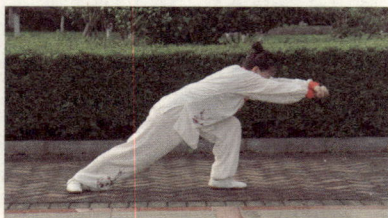

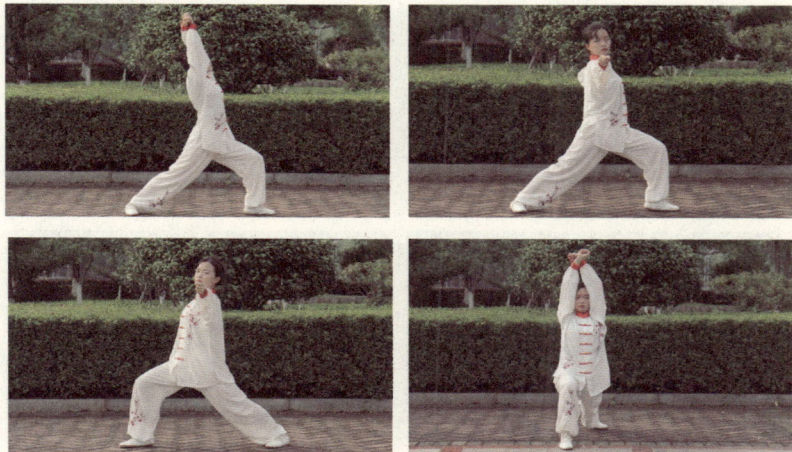

然后右拳在后、左拳在前做劈拳动作。

（6）上半身向左转成马步，双拳在身体前方交叉后，向两侧做崩拳动作，眼睛平视前方。

（7）右脚收回，双手放在身体两侧，恢复站立姿势。

易犯错误：向前冲拳时，出现耸肩。

纠正方法：冲拳是由慢到快向前放松冲出，此时肩部应处于松弛状态。

第八式：背后七颠百病消

"背后七颠百病消"主要是通过脚跟的起落颠动来进行的，这样能刺激足底穴位，促进全身气血运行，调和脏腑功能，从而起到强身健体、缓解疲劳的作用。

分解步骤：

（1）双臂屈肘，双手向后上方移至脊柱两侧，按压在肾俞穴上，脚跟向上提起离开地面，身体上下抖动 7 次。练习时，尽量提起脚跟，头部向上顶。

（2）脚跟轻轻落地，同时双手随之向下落在身体两侧。

（3）双手经身体两侧上举至头顶上方，再从身体前方慢慢下按至腹部前方，恢复立正姿势。

易犯错误：身体重心不稳，在踮脚时出现脚跟着地的情况。

纠正方法：脚趾抓地，两腿并拢，提肛收腹，在踮脚第 7 次时脚跟轻轻落地。

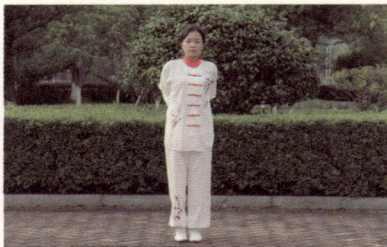

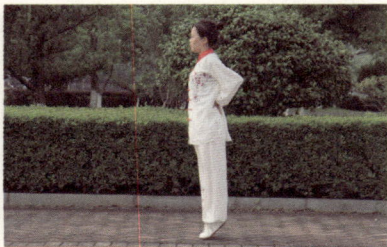

三、练习总则

八段锦是一套养生健身功法，讲究整体性，能祛病健身，并不是专用于减肥的功法。若要将减肥效果最大化，还需要注意以下几点。

1. 练习八段锦的过程中要注重调整呼吸。八段锦讲究"心神合一"，强调意守丹田，同时配合呼吸频率，实现腹部的收缩和胸部的放松。

2. 在练习八段锦的同时，也要保持饮食均衡，控制热量的摄入，保证充足的睡眠，这样才能达到更好的减重效果。

3. 在练习八段锦时，要注意循序渐进，避免过度疲劳。初次练习者可以先从少量动作开始，逐渐增加练习的时间和强度。同时，要注意动作的规范性。

4. 在练习过程中若出现不适，如腰、膝等关节疼痛，建议停止动作或寻求专业医师的指导。

太极拳：腰、腹、臀、腿全塑形

一、太极拳的历史与价值

太极拳是我国传统武术之一，起源于明末清初，创编者尚无定论，经诸多名家发展，主要代表人物有施承志、陈正雷、杨振铎、李秉慈、孙婉容、钟振山等，形成了陈氏、杨氏、武氏、吴氏、孙氏、和氏等派别，各派既有传承关系，相互借鉴，也各有自己的特点，呈百花齐放之态。然而，传统太极拳套路复杂、动作繁多，不利于大众普及与推广。20世纪50年代，国家体委（现国家体育总局）组织专家，在传统杨式太极拳的基础上，选取了24个经典动作，编创而成24式简化太极拳。现在人们练习的多是24式简化太极拳。

与其他武术追求刚猛迅捷的爆发力、动作节奏快相比，太极拳动作缓慢柔和、速度均匀，讲究"连绵不断"的流动感，更加简单易学，而且强身健体、修身养性效果显著，对于指导体重管理同样有积极的作用。

二、太极拳动作要点与体重管理方案

24式简易太极拳动作依次为：起势、左右野马分鬃、白鹤亮翅、左右搂膝拗步、手挥琵琶、左右倒卷肱、左揽雀尾、右揽雀尾、单鞭、云手、单鞭、高探马、右蹬脚、双峰贯耳、转身左蹬脚、左下势独立、右下势独立、左右穿梭、海底针、闪通臂、转身搬拦捶、如封似闭、十字手、收势。

（一）痰湿质肥胖

【判断要点】体形肥胖，头面油腻，肢体困重，舌苔厚腻。

【推荐动作】左右搂膝拗步＋云手。

1. 左右搂膝拗步

（1）步骤：左转落手→右转收脚举臂→出步屈肘→弓步搂推→后坐撇脚→跟步举臂→出步屈肘→弓步搂推→后坐撇脚→跟步举臂→出步屈肘→弓步搂推。

（2）作用：激活脾经，增强脾胃运化功能，加速脂肪消耗。

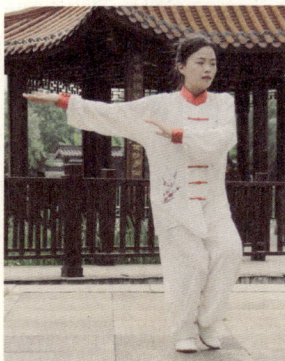

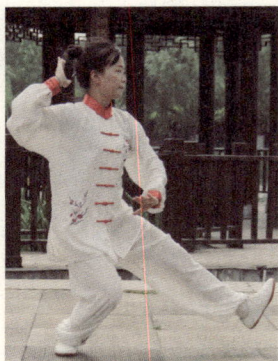

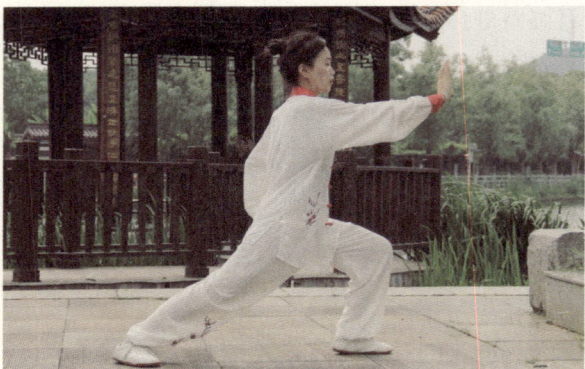

2. 云手

（1）步骤：右转落手→左转云手→并步按掌→右转云手→出步按掌。重复3次。

（2）作用：刺激带脉，减小腰围。

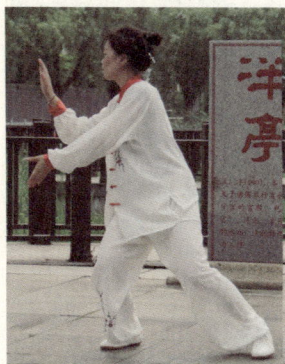

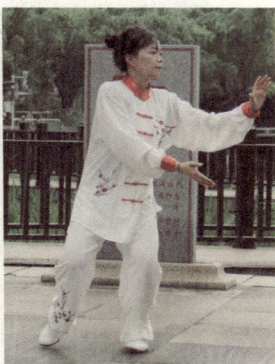

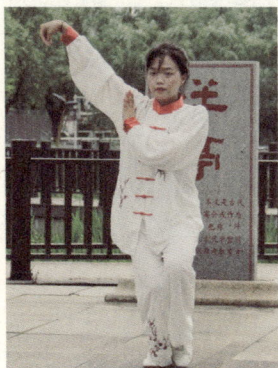

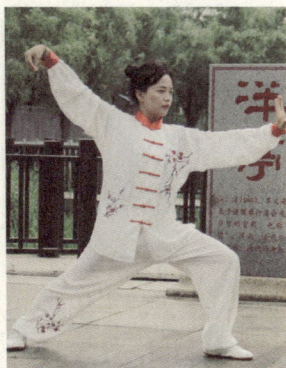

（二）阳虚质肥胖

【判断要点】形寒肢冷，口淡不渴，尿清便溏，肌肉不健壮，虚胖。

【推荐动作】起势 + 左右蹬脚。

1. 起势

（1）步骤：双脚开立→双臂前举→屈膝按掌。

（2）作用：使三阴经升温，温化中焦痰湿，调节内分泌。

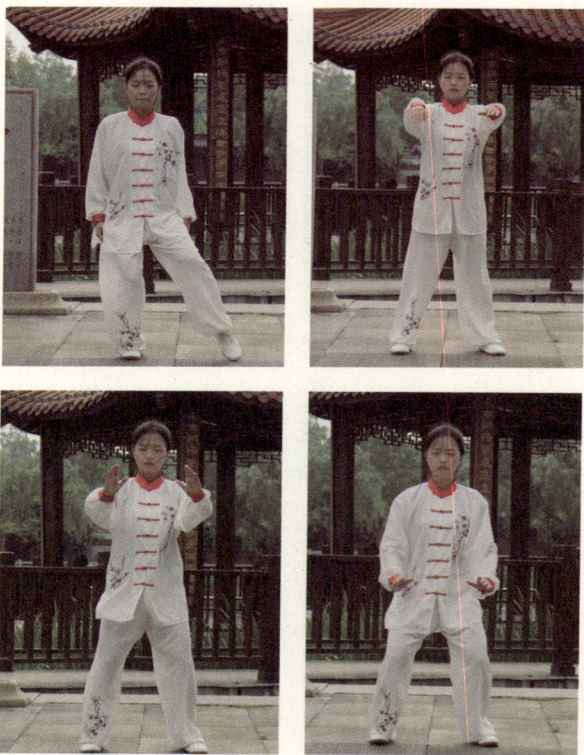

2. 左右蹬脚

（1）步骤：右蹬脚，收脚收手→左转出步→弓步划弧→合抱提膝→分手蹬脚。左蹬脚，后坐扣脚→左转展手→回体，重合抱提膝→分手蹬脚。

（2）作用：激发命门之火，提升基础代谢率。

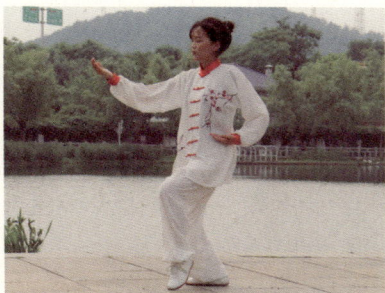

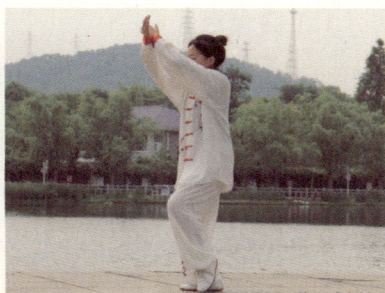

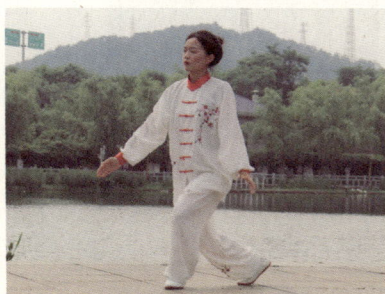

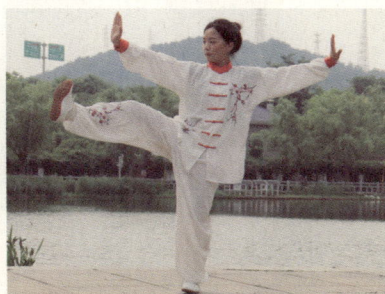

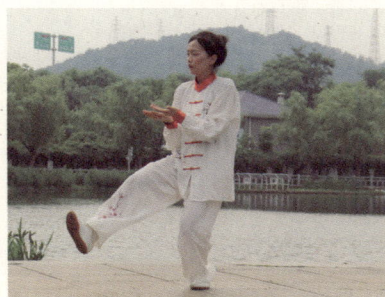

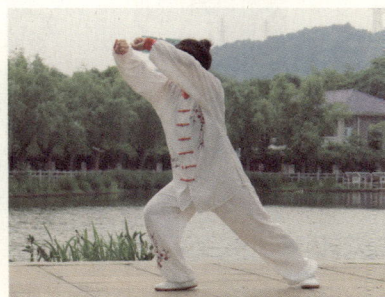

（三）湿热质肥胖

【判断要点】面垢油光，易长粉刺，口苦，大便黏滞，舌苔黄。

【推荐动作】手挥琵琶 + 左右穿梭。

1. 手挥琵琶

（1）步骤：跟步展手→后坐挑掌→虚步合臂。

（2）作用：疏通肝胆经。

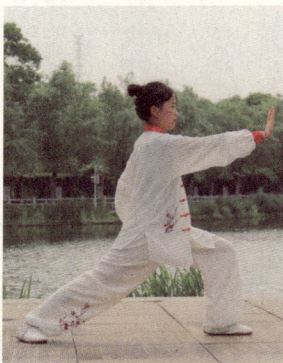

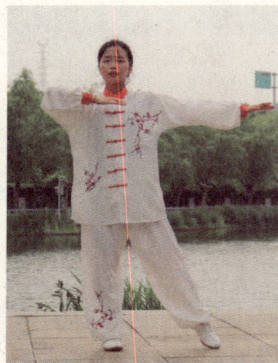

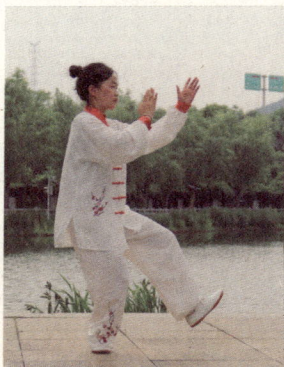

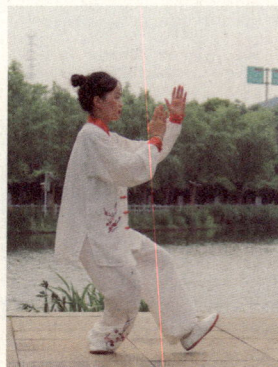

2. 左右穿梭

（1）步骤：落步落手→跟步抱球→右转出步→弓步推架→后坐落手→跟步抱球→左转出步→弓步推架。

（2）作用：清利三焦。

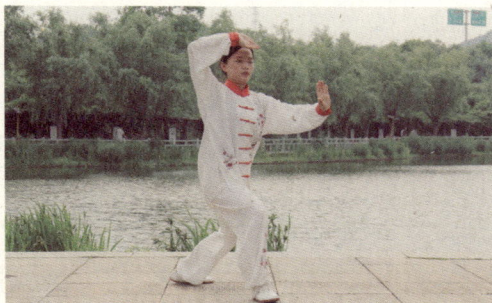

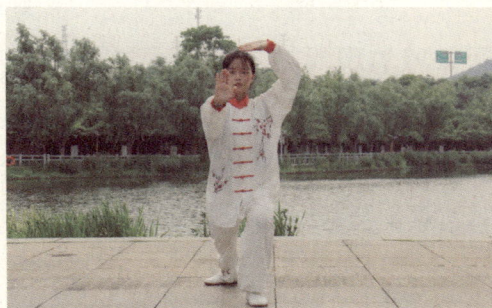

三、注意事项

1. 呼吸原则——均匀、缓慢、深长

初学阶段应以自然呼吸为主，避免刻意控制导致呼吸不畅。熟练之后可过渡到顺腹式呼吸、逆腹式呼吸及发声呼吸。

2. 环境选择——天人相应

宜选择空气流通处，如树下、水边，避免强风直吹，防止"邪风入体"。顺应四时变化，在阳光下运动。练习时想象自己与自然融为一体，做到心平气和、心旷神怡。

3. 练习时间与强度——微汗即止

每日辰时（7：00—9：00，胃经当令助运化）和申时（15：00—17：00，膀胱经当令促排毒）是较佳时段。大基数体重者单次 ≤ 30

分钟，之后可进阶至 60 分钟。

4. 特殊人群禁忌

处于急性损伤期患者、心血管疾病急性期患者及孕期女性等禁练。

久坐族救星：办公室碎片化运动指南

一、中医智慧的现代转化

根植于中医学"动则生阳"的养生智慧，办公室微运动对古法导引术进行了创新性改良。大约两千年前，古代医家已警示人们"久坐伤肉"，如今，这一理论在科技时代焕发了新的生机。通过解剖学证实，久坐会导致腰腹筋膜张力下降 42%，而"碎片化运动"正是破解这一困局的密钥。现代职场人将传统导引术"五禽戏""八段锦"的精髓，浓缩为"3 分钟经络唤醒术"，如"龙抬头"脱胎于"鸟伸式"，"箱式深蹲"演化自"熊经势"，让千年养生智慧在键盘与文件堆中重获生机。

二、微运动与代谢调节的关系

中医理论博大精深，在其独特的认知体系中，肥胖并非单纯的"热量过剩"，而是"气化失常"所致。在日常生活中，长期久坐会导致经络阻滞、三焦功能失调，人体仿佛成了容纳"痰湿瘀浊"的容器。微运动能够调节经络，从肥胖问题产生的根源入手，重新塑造人体的代谢平衡，助力身体恢复轻盈健康之态。

三、办公室微运动处方

1. 肝胆郁结型

【判断要点】

体态特征：肩颈僵硬如铁，胁肋胀满，腰侧赘肉堆积。

舌脉表现：舌边红绛、苔薄黄，脉弦滑。

行为标志：压力性进食，午后情绪性饥饿。

【推荐动作】龙抬头。

（1）步骤：左手扶椅背，右耳缓慢贴向右肩，保持头部侧倾30°（约两拳距离），右手食指按压左侧肩井穴，配合"嘘"字呼吸法（吸气4秒，呼气6秒），维持20秒后换边重复，每小时完成1组。

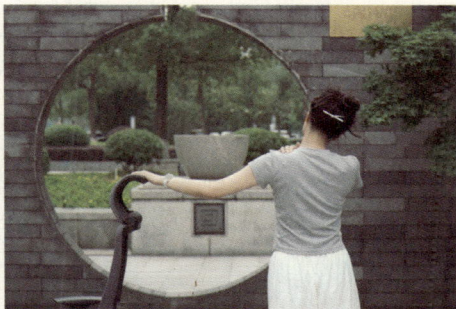

（2）作用：疏通胆经瘀堵，消除富贵包，预防颈椎病。

2. 脾虚湿困型

【判断要点】

体态特征：腰腹如棉，面部浮肿，小腿按压凹陷。

舌脉表现：舌胖、边有齿痕，舌苔白腻，脉濡缓。

行为标志：久坐少动，过度劳累或思虑。

【推荐动作】办公室瑜伽。

（1）步骤：身体直立，双脚分开，与肩同宽。双手高举过头，双手掌心之间的距离大约为头的宽度。慢慢地向左侧转动腰部，上半身和手臂也跟着转动，背部尽量伸直。慢慢回转，身体朝向正面时将双手慢慢放下。休息片刻，向另一侧做同样的动作。

（2）作用：牵拉脾经，激活带脉循环，消除腰腹部赘肉。

3. 肾阳不足型

【判断要点】

体征表现：足踝肿胀，腰膝酸冷，晨起眼睑水肿。

舌脉表现：舌体胖大，舌质淡白或淡紫，舌苔白滑或白腻。

行为标志：日均步数＜3000步，连续静坐＞4小时。

【推荐动作】箱式深蹲。

（1）步骤：自然站立，双脚分开，与肩同宽，将椅子放于身后。吸气时臀部缓慢向后推并向下蹲，蹲至臀部能够触碰椅子边缘，同时手臂前平举，稍作停顿；呼气时，臀部发力站起，还原至起始状态。每组10次。

（2）作用：激活肾经，改善下肢水肿，强化核心肌群。

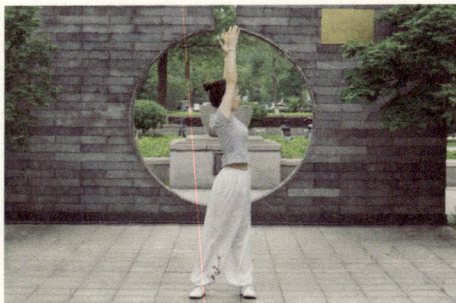

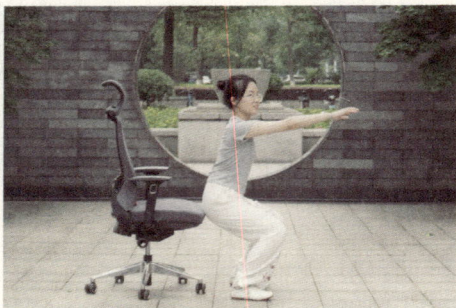

四、注意事项

1. 保持自然呼吸。

2. 高血压、腰椎病、术后人群及孕妇须在专业指导下进行练习。

3. 训练强度以感觉肌肉微酸为度，若出现刺痛则立即停止。

4. 建议在餐后1小时练习，避免出现低血糖。

小贴士　**久坐易胖，功法减肥**

　　《黄帝内经》云："阳气者，若天与日，失其所则折寿而不彰。"中医学认为"动则生阳"。几千年的实践表明，坚持练习马王堆导引术、八段锦、太极拳、易筋经等传统功法，能够舒筋活络，畅通气血，扶阳燃脂。快快动起来吧！

第二章

外调经络，内和脏腑：
穴位保健开启健康减脂之门

精准点穴，靶向燃脂

一、穴位

穴位是经络气血输注的特殊部位。通过刺激穴位可调节脏腑功能、疏通经络气血，达到"内调脏腑、外塑形体"的效果。点穴法以"精准、无创、个体化"的优势，成为科学减重体系的重要组成部分。

《黄帝内经》首次系统构建了经络穴位理论体系，书中记载了十二经脉、奇经八脉及大约 160 个穴位。魏晋时期皇甫谧所著的《针灸甲乙经》中记载了 349 个穴位。宋代王惟一在《铜人腧穴针灸图经》中记载了 354 个穴位。明代《针灸大成》中载有 359 个穴位。至清代《针灸逢源》，经穴总数才达 361 个，目前经穴总数即以此为准。

二、核心减脂穴位详解

（一）上肢穴位

1. 曲池穴

定位：肘横纹外侧端，屈肘时肘横纹尽头处。

操作：拇指垂直按压，力度以感觉"酸胀不痛"为度，每侧按压 3 分钟，每日 2 次。

功效：清热利湿，通腑泻浊。

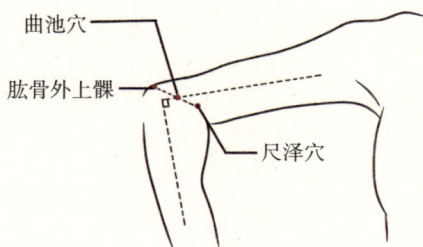

曲池穴
肱骨外上髁
尺泽穴

2. 内关穴

定位：前臂掌侧，腕横纹上 2 寸（3 横指），掌长肌腱与桡侧腕屈肌腱之间。

操作：拇指按揉，配合深呼吸，每侧 3 分钟，以餐前操作为佳。

功效：宁心安神，缓解压力性暴食。

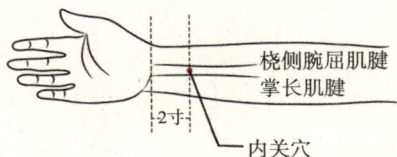

桡侧腕屈肌腱
掌长肌腱
2寸
内关穴

3. 支沟穴

定位：前臂背侧，腕背横纹上 3 寸（4 横指），尺骨与桡骨之间。

操作：拇指按揉，每侧 3 分钟，每日 2 次。

功效：通调三焦，利水消肿。

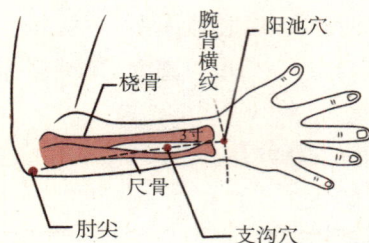

（二）腰腹部穴位

1. 天枢穴

定位：脐中旁开 2 寸（3 横指）。

操作：用掌心顺时针摩腹（覆盖天枢穴）5 分钟，配合腹式呼吸，每日 1 次。

功效：通调肠腑，化解腹部脂浊。

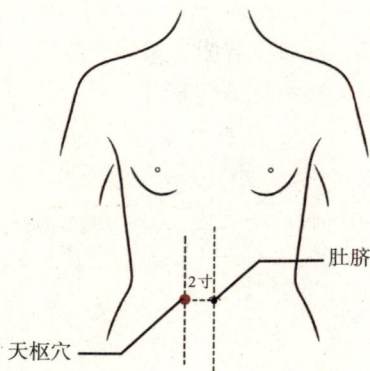

2. 大横穴

定位：脐中旁开 4 寸（5 横指）。

操作：拇指按揉 3 分钟，或艾灸 15 分钟，每日 1 次。

功效：健脾化湿，消脂通便。

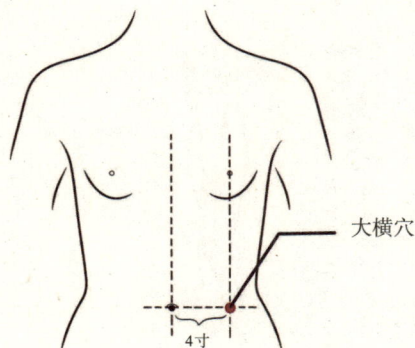

3. 中脘穴

定位：前正中线上，脐上 4 寸（5 横指）。

操作：拇指按揉 3 分钟，或艾灸 15 分钟，每日 1 次。

功效：健脾和胃，化痰消脂。

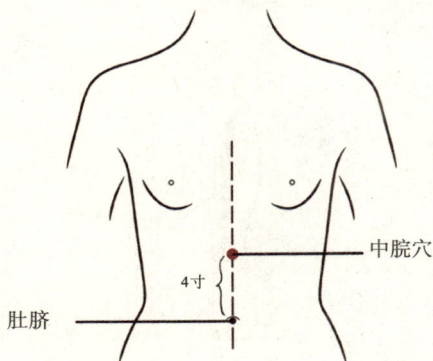

（三）下肢穴位

1. 足三里穴

定位：外膝眼下 3 寸（4 横指），胫骨前嵴外侧 1 横指。

操作：拇指点按 3 分钟，或艾灸 15 分钟，每日 2 次。

功效：健脾和胃，化痰祛湿。

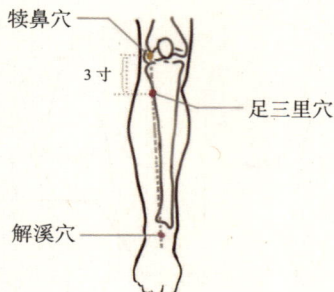

2. 丰隆穴

定位：外踝尖上 8 寸，胫骨前嵴外侧 2 横指。

操作：拇指垂直按压至有酸胀感，每侧 3 分钟，晨起空腹时进行操作。

功效：胃经络穴，专攻痰湿壅盛。

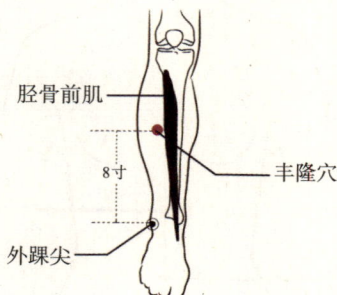

3. 三阴交穴

定位：内踝尖上 3 寸，胫骨内侧缘后方。

操作：艾条悬灸 10 分钟，以睡前操作为佳。

功效：肝、脾、肾三经交会穴，疏肝解郁，健脾利湿。

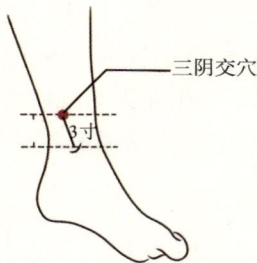

三、穴位减脂四大原则

1. 辨证选穴

根据肥胖证型选择适配穴位，如脾虚痰阻型主要选择足三里穴、中脘穴、丰隆穴；肝郁气滞型主要选择太冲穴、三阴交穴。

2. 手法规范

（1）点按力度以"酸胀不痛"为度，避免暴力操作。

（2）艾灸距离皮肤 2～3cm，以局部潮红为度。

3. 持之以恒

坚持每日艾灸／按揉／敷贴穴位，配合饮食控制与适量运动，效果更佳。

4. 禁忌

（1）孕妇禁用合谷、三阴交等穴。

（2）皮肤破损处及炎症部位禁用推拿与艾灸。

中医保健，手法助力

一、穴位保健，手法多样

穴位是经络系统中的关键调节枢纽，通过正确、科学的穴位按摩手法，能够达到疏通经络的效果。中医穴位按摩手法主要包括摩、按、捏、拍等，可以根据个人的具体情况进行选择，也可以结合2种或2种以上的手法对穴位处进行按摩。

二、手法详解

（一）摩法

1.定义和分类

术者用食、中、无名指指面或大鱼际肌腹或手掌面，着力于一定的治疗部位上，通过肩关节的小幅度环转，在治疗部位做有节奏的环形平移摩擦的手法，称为摩法。根据着力面的不同，可分为指摩法、鱼际摩法与掌摩法。

2.动作要领

（1）指摩法：屈腕，手掌抬起，四指并拢，以指面着力，或以食、中、无名指指面着力。操作时，以肘关节为支点，带动前臂与着力面在治疗部位上沿圆形轨迹做旋摩运转。本法适合在面积较小的部位操作，动作轻快。

（2）鱼际摩法：拇指与第一掌骨内收，其余四指自然伸开，腕略屈，以隆起的大鱼际着力。操作时，同样以肘关节为支点，带动前臂与着力面在治疗部位上沿圆形轨迹做旋摩运转。本法适合在面积较小的部位操作，动作轻快。

（3）掌摩法：腕略屈，以全掌平放在治疗部位上，以掌心或掌根部在前臂的带动下做环形摩动。本法适宜在面积较大的部位操作，动作宜稍缓且重。

3. 部位推荐

摩法多用于胸腹、胁肋部，能够促进胃肠蠕动，消积导滞。

（二）按法

1. 定义和分类

以掌根或拇指置于治疗部位上，逐渐向下用力按压，按而留之或一压一放地持续进行的手法，称为按法。根据着力部位的不同，按法可分为指按法和掌按法。

2. 动作要领

（1）指按法：又分为拇指按法和中指按法。

拇指按法：拇指伸直，轻靠于食指第二关节侧面，其余四指握空拳，拇指螺纹面或指端着力，置于治疗部位上，垂直向下按压。

中指按法：中指指间关节、掌指关节略屈，稍悬腕，中指指端或螺纹面着力，置于治疗部位上，垂直向下按压。

（2）掌按法：五指自然伸直，掌面或掌根着力，置于治疗部位上，垂直向下按压。

3. 部位推荐

指按法适合全身穴位，掌按法多用于胸背部。

（三）捏法

1. 定义和分类

捏法是指用拇指与食指、中指三指的指腹捏住身体的一定部位，将皮肉捏起，对称用力做连续捻转挤捏的手法。捏法主要有两种操作方法。

2. 动作要领

（1）用拇指和食指、中指两指相对，夹提皮肤，双手交替捻动，向前推进，不要拧转皮肤。

（2）手握空拳状，用食指中节和拇指指腹相对，操作同上。

3. 部位推荐

捏法主要用于脊背部，能够调理脏腑。

（四）拍法

1. 定义和分类

五指并拢，掌指关节微屈，使掌心空虚，用虚掌节律性地拍击治疗部位，称为拍法。根据操作部位的不同和病情需要，临床常用的拍法有指拍法、指背拍法和掌拍法 3 种。

2. 动作要领

（1）指实掌虚，利用气体的振荡，虚实结合，要做到拍击声声清脆而不甚疼痛。

（2）腕关节要适度放松，灵活自如。

（3）一般拍打 3 ～ 5 次即可，对于肌肤感觉迟钝者，可拍打至表皮微红充血。

3. 部位推荐

临床中以拍八虚［八虚是指两肘、两腋、两髀（大腿根部）以及两腘］最为常见，能够疏经通络，促进新陈代谢。

三、注意事项

1. 操作时，动作要均匀、柔和、有力。

2. 根据具体的需要选择合适的施术部位，注意个体差异。

睡前推腹，畅通肠道

一、推腹减重

以穴位为点、经络为线使用推腹手法，具有活血化瘀、通经活络、疏肝理气、开胃健脾、补肾、放松身心等作用。腹部素有"五脏六腑之宫城"之称，任脉、带脉、胃经、脾经等经络会聚于此，而且这些经络与水谷运化功能密切相关。因此，推腹法主要是通过刺激这些经络来调节脏腑功能，对于减重效果显著。

1. 增强脾胃功能

推腹时，沿着任脉的走向进行操作，可以调节中焦气机，进而促进脾胃的运化功能。推腹时触动胃经和脾经，能够进一步强化脾胃的消化与吸收功能，明显改善脾胃虚弱的症状。

2. 排除"三浊"

"三浊"，即浊气、浊水、浊便。"三浊"积聚在体内，干扰气血津液的正常运行，导致痰饮水湿、瘀血等病理产物形成。这会引发一系列慢性疾病，在身体形态上，还会表现为严重的肥胖问题。推腹法可以促进腹部的气血循环，有助于排除"三浊"，优化形体结构，维护健康。

二、推腹的作用

1. 改善长期便秘问题

不仅老年人，现代年轻人因长期久坐、缺乏锻炼，导致肠道功能减退，也存在被便秘困扰的情况。推腹可以增强大肠的传导功能，缓解便秘问题。

2. 辅助治疗前列腺疾病

推腹能够刺激肝经和肾经，这两条经络与气血运行及生长发育和生殖功能密切相关。通过推腹，还可以促进前列腺部位的气血流通和血液循环。

3. 缓解失眠

推腹能够强化心脾功能，使心神安宁，从而改善睡眠质量。

4. 防治脂肪肝

胆主分泌胆汁，与脂肪代谢关系密切。推腹刺激胆经能增强胆汁分泌功能，改善脂质代谢，对脂肪肝的防治有积极作用。

三、推腹的操作方法

1. 准备

选择安静舒适的环境，平躺在床上，全身放松。

2. 手法及方向

用双手掌从心窝沿腹部正中线（任脉）轻柔和缓地往下推揉至耻骨联合部；然后再从上往下沿着两侧的肾经、胃经、脾经、胆经等经络区域依次推揉，此时可适当加大力度，效果更显著。此外，还可以沿着肋缘从中间向两边推揉。

首轮推腹完成后，可沿着经络循行线点压穴位，适度增加按压强度，以深入探索并发现更多细微之处的硬块、结节、气团、痛点等问题。这些情况往往是体内瘀滞阻塞的表现。

3. 时间与频率

时间：晨起或睡前推腹 10 ～ 15 分钟，餐前 30 分钟至餐后 1 小时内不宜推腹。

频率：循环往复 10 ～ 20 轮。

4. 力度

力度不宜过大或过小，以个人感觉舒适为度。

四、禁忌人群

腹部肿瘤患者、急性炎症（阑尾炎、胆囊炎等）患者、术后患者以及妊娠期、经期女性不宜进行推腹操作。

轻敲胆经，瘦腿排毒

一、轻敲胆经，燃脂密钥

如今，人们追求轻盈体态的步伐越发急切，源自《黄帝内经》的养生智慧——敲胆经，悄然成为焦点。胆经贯穿双腿外侧，或能通过激活代谢的"闸门"，为现代人解开顽固脂肪的桎梏。

二、敲胆经的作用

1. 排毒瘦身

中医理论认为，胆经瘀滞可能导致体内毒素堆积，敲胆经（这里主要指大腿外侧沿线）能够疏通胆经，行气活血，调节脏腑功能，促进体内毒素排出。同时，敲胆经能够促进腿部外侧和臀部的血液循环，减少臀部和腿部的脂肪堆积情况，一般 1～2 个月就能感到裤管变宽松。想要瘦大腿的朋友，可以试试这个方法，同时配合适当的运动。

2. 乌发养颜

胆与肝相表里，且胆经循行于头部，当胆经的气血充盈时，可推动肝血上荣于发，改善白发、脱发问题；还能促进头面部的血液循环，淡化法令纹，提升肌肤光泽度。

3. 防病强身

根据中医理论，当脏器功能不佳时，刺激其相关的经络，可以强化经络的功能，同时改善脏器功能。因此，坚持敲胆经，能够改善胆的功能。

三、敲胆经指南

（一）胆经定位：锁定核心区域

敲胆经的主要部位位于大腿外侧中线，从臀部外侧的环跳穴（侧卧时，股骨大转子最高点后方的凹陷处）向下延伸至膝外侧的膝阳关穴（当阳陵泉上 3 寸，股骨外上髁上方的凹陷处）。

简易定位法：自然站立，双手自然下垂贴于裤缝，掌心覆盖的大腿外侧区域即为胆经循行部位。

（二）关键穴位标记

环跳穴：位于臀部外侧，敲击时可激活下肢气血循环。

风市穴：直立时双手贴腿，中指尖触及的位置。

中渎穴：位于腘横纹上 5 寸，是脂肪易堆积的"代谢堵点"。

膝阳关穴：位于膝外侧的凹陷处，敲打可缓解膝关节僵硬等问题。

自检瘀堵点：初次敲打胆经时，若某处出现明显酸痛、硬结或冰凉感，说明此处存在气血瘀滞情况，需要重点疏通。

（三）敲打技法

1. 手法或工具

空心拳（四指弯曲成空握状态），用指关节（非拳头凸起处）接触皮肤；或者使用经络拍或木质按摩锤，避免使用金属器具。

2. 力度

以敲打后皮肤微红、肌肉有酸胀感为宜，切忌暴力拍打。

3. 节奏与频率

每秒 2 ～ 3 次，每侧腿每日敲打 200 ～ 300 下（约 5 分钟），晨起后操作效果更佳。

（四）黄金时段与禁忌时刻

1. 推荐时段

7：00—11：00，以及餐后 1 小时。

2. 禁忌时刻

（1）23：00 后：子时（23：00—1：00）胆经当令，敲胆经易扰动阳气，导致失眠。

（2）空腹或饱餐后：可能引发低血糖或胃痛。

（3）经期出血量大时：会加重气血耗散。

（五）特殊反应的应对策略

月经推迟：气血虚弱者初期可能出现月经周期延迟的情况，待体质改善后可自行恢复。

局部瘀青：减轻力度，配合热敷以促进瘀血消散。

头晕乏力：立即停止，并饮用红枣姜茶补气。

四、禁忌人群

孕妇、血小板低下或凝血障碍者、肝胆疾病急性期患者、器官移植者以及高龄虚弱者。

第三章

群体分型，三因制宜：
针对不同人群的体重管理方案

"996" 上班族：碎片化减脂法

一、上班族的生活模式及对身体的影响

上班族因长期久坐、工作压力大，易导致气血运行不畅、肝郁气滞，容易出现腰腹肥胖、下肢水肿等问题，主要包括以下几方面。

（1）久坐少动：每日长时间伏案工作，气血运行不畅，痰湿脂浊易堆积于腰腹部。

（2）饮食不规律：以外卖为主，高油、高盐，脾胃负担重，运化功能失调。

（3）压力大：工作紧张，情绪波动大，易引发压力性进食。

二、起居调理

1. 早睡早起

23：00 前入睡，6：00 ～ 7：00 起床，顺应"子时养胆，丑时养肝"的自然生理规律，以促进肝胆的疏泄功能。睡前避免使用电子设备，可泡脚（加艾叶或生姜）以温通经络，助眠安神。

2. 午休养心

午间小憩 15 ～ 30 分钟，闭目养神即可，能够缓解疲劳。午休后可按揉内关穴（腕横纹上 2 寸）3 分钟，能够舒缓情绪，提升下午的工作效率。

3. 避免久坐

每工作 1 小时起身活动 5 分钟，可伸展四肢、深呼吸等，以促进气血运行。可以在办公桌旁摆放一个小闹钟，以定时提醒进行活动。

三、饮食调理

1. 早餐养胃

早餐推荐食用小米粥、山药粥等健脾养胃的食物，搭配蒸南瓜或红薯，以增强脾胃运化功能。避免空腹喝冰咖啡，以免刺激胃酸分泌。

2. 午餐清淡

午餐选择清蒸、炖煮类的菜肴，如清蒸鱼、冬瓜排骨汤等，避免食用油炸、辛辣食物。餐后可饮用陈皮山楂茶，助消化、化脂浊。

3. 晚餐简单

晚餐以蔬菜为主，如凉拌菠菜、清炒西蓝花等，搭配少量粗粮（燕麦、糙米等）。避免吃夜宵，睡前 3 小时不进食，减轻脾胃负担。

4. 茶饮推荐

（1）荷叶山楂茶

组成：荷叶 5g，山楂 10g。

功效：化湿消脂。

（2）玫瑰花茶

组成：玫瑰花 5g，枸杞子 10g。

功效：疏肝解郁，缓解压力。

四、运动调理

（一）办公室微运动

1.伸展四肢

双手上举，拉伸侧腰，每侧保持 10 秒，重复 5 次。

2.踮脚尖

站立踮脚尖，保持 3 秒后放下，重复 20 次，以促进下肢血液循环。

3.深呼吸

坐姿，深吸气时腹部鼓起，呼气时收腹，重复 10 次，以调理气机。

（二）导引术练习

1.八段锦

每日晨起或午休后练习 10 ～ 15 分钟，重点练习"双手托天理三焦"和"调理脾胃须单举"，以疏通经络，调理气血。

2.太极拳

可在休假时做 2 ～ 3 次，每次 30 分钟，以舒缓压力，增强体质。

五、经络调理

1.推腹

每日晨起或睡前，将双手叠放于腹部，顺时针摩腹 5 分钟，重点刺激天枢穴（脐旁 2 寸），以健脾化湿，减少腹部脂肪堆积。

2.敲胆经

每日午休或下班后，沿腿外侧中线（从环跳穴至丘墟穴）敲击 5 分钟，以疏肝利胆，减少下肢脂肪堆积。

3.穴位按压

足三里穴（外膝眼下 3 寸），每日按揉 3 分钟，有助于健脾和胃，促进新陈代谢。

太冲穴（足背第 1、2 跖骨间），每日按揉 3 分钟，有助于疏肝理气，缓解压力。

六、注意事项

1. 避免过度劳累，工作之余注意休息。
2. 避免熬夜加班，以免耗伤气血。
3. 避免食用高糖、高脂零食，减少含糖饮料的摄入。
4. 饭后 1 小时内避免剧烈运动，以免影响消化功能。

商务应酬族：酒桌生存 + 运动指南

一、商务人士的生活模式及对身体的影响

商务人士因频繁出差、应酬多、作息不规律，易导致脾胃湿热、肝郁气滞，进而形成腹部肥胖、疲劳乏力等问题，主要包括以下几方面。

（1）饮食不节：应酬多，高脂、高糖饮食，加重脾胃负担，湿热内蕴。

（2）作息紊乱：频繁出差，作息不规律，气血失调。

（3）压力大：工作强度高，情绪波动大，肝气郁结，易引发代谢紊乱。

二、起居调理

1. 调整作息

尽量保持规律的作息时间，减少熬夜应酬。若熬夜，可在次日午休 15～30 分钟，补充精力。睡前应避免饮酒或参加过于兴奋的活动，还可以泡脚（加艾叶或生姜）以温通经络，助眠安神。

2. 出差调理

出差时携带便携式艾灸条，睡前艾灸足三里穴 10 分钟，以增强脾胃功能，缓解疲劳。

三、饮食调理

1. 应酬饮食控制

应酬时优先选择清蒸、炖煮类菜肴，如清蒸鱼、冬瓜排骨汤等，避免食用油炸、辛辣食物。饮酒前可先饮一杯温水，饮酒时搭配清淡小菜（如凉拌黄瓜），以减少酒精对胃部的刺激。

2. 日常饮食推荐

早餐：燕麦粥搭配蒸南瓜，健脾化湿。

午餐：清炒时蔬（如西蓝花、菠菜）搭配少量瘦肉，清热利湿。

晚餐：以蔬菜为主（如凉拌木耳、清炒芹菜），搭配少量粗粮（如红薯、玉米）。

3. 茶饮推荐

（1）菊花决明子茶

组成：菊花 5g，决明子 10g。

功效：清热利湿，疏肝明目。

（2）陈皮荷叶茶

组成：陈皮 5g，荷叶 5g。

功效：化湿消脂，缓解腹胀。

四、运动调理

（一）短时高效运动

1. 太极拳

每日晨起或睡前练习 10 ～ 15 分钟，重点练习"野马分鬃"和"白鹤亮翅"，以疏肝理气，缓解压力。

2. 办公室微运动

在会议室或酒店房间内进行简单的伸展运动，如双手上举拉伸侧腰，每侧保持 10 秒，重复 5 次。

（二）出差运动推荐

1. 八段锦

在酒店房间内练习八段锦的"调理脾胃须单举"和"五劳七伤往后瞧"，每次 10 分钟，以调理气机，缓解疲劳。

2. 步行锻炼

利用出差间隙步行（如在机场候机时），每日不少于 6000 步，以促进气血运行。

五、经络调理

1. 推腹

每日晨起或睡前，将双手叠放于腹部，顺时针摩腹 5 分钟，重点刺激中脘穴（脐上 4 寸），以健脾和胃，减少腹部脂肪堆积。

2. 敲胆经

每日午休或下班后，沿腿外侧中线（从环跳穴至丘墟穴）敲击 5 分钟，以疏肝利胆，减少下肢脂肪堆积。

3. 穴位按压

太冲穴，每日按揉 3 分钟，有助于疏肝理气，缓解压力。

内关穴，每日按揉 3 分钟，有助于宁心安神，缓解焦虑。

六、注意事项

1. 避免过度劳累，工作之余注意休息。

2. 避免熬夜加班，以免耗伤气血。

3. 避免食用高糖、高脂零食，减少含糖饮料的摄入。

4. 饭后 1 小时内避免剧烈运动，以免影响消化功能。

儿童瘦身：寓教于乐的饮食运动计划

一、起居调理

（一）规律作息，保障睡眠

1. 子午觉原则

中医强调"子时养阴，午时养阳"，建议儿童在 21：00 前入睡，午间适当小憩，以调节内分泌，减少痰湿的生成。

2. 减少观看电子屏幕的时间

长时间注视屏幕会过度耗损肝血，导致肝阴不足，阴不制阳，进而引发虚火上炎，肝阳上亢。因此，建议睡前 1 小时避免使用电子产品，以防肝火亢盛影响脾胃运化。研究显示，减少久坐和处于电子屏幕前的时间可显著降低肥胖风险，特别是对尚处于发育阶段的儿童来说，适当地远离电子产品尤为重要。

（二）家庭环境，不可忽略

1. 舒适的室内环境

保持适宜的室内温度和湿度，避免外湿侵袭人体。肥胖儿童多属痰湿体质，潮湿环境易加重代谢负担。

2. 亲子互动代替静态活动

以做游戏（如投壶、踢毽子等）代替看电视，增加儿童的日常活动量，促进气血运行。

（三）季节调养

1. 春季疏肝

晨起拍打胆经，促进气机升发。

2. 夏季祛湿

避免贪凉饮冷。进食寒凉食物容易导致脾阳受损，进而出现脾虚湿滞，久而聚湿成痰。

二、饮食调理

（一）健脾消滞

针对儿童"脾常不足"的生理特点，推荐服用具有健脾消滞作用的膳食，如山药莲子粥（健脾）、山楂麦芽饮（消食）等。

（二）分型施膳

痰湿型：薏苡仁赤小豆汤，祛湿化痰。

气虚型：黄芪炖鸡，补气升阳。

胃热型：冬瓜荷叶茶，清热利湿。

（三）饮食结构调整

1. 控制热量

每日摄入总热量为同龄儿童正常值的 2/3，其中蛋白质占 20%，脂肪占 25%，碳水化合物占 55%，避免过度饥饿。

2. 分餐制与趣味化

采用"彩虹餐盘法"（多种颜色的蔬果搭配），增加视觉吸引力；主食中加入燕麦、荞麦等粗粮，增强饱腹感。

（四）禁忌与替代方案

忌食生冷油腻食物（易损伤脾阳）。

替代方案：陈皮 5g，炒麦芽 10g。煮水，代茶饮，频服，有助于消食导滞。

三、运动调理

（一）传统功法改良

1. 趣味八段锦

将"双手托天理三焦"改编为"摘星星"游戏，每次 30 分钟，每周 5 次，可有效降低腰臀比。

2. 五禽戏儿童版

模仿动物动作（如虎扑、鹿跳），并结合故事场景，提高儿童的参与度。

（二）趣味运动方式

家庭运动挑战：设计"闯关打卡"计划（如每日跳绳 100 下 + 深蹲 20 次），结合奖励机制，提高儿童参与运动的积极性。

四、经络调理

（一）推拿

1. 摩腹

顺时针轻摩腹部 5 分钟，促进肠道蠕动（饭后 1 小时进行）。

2. 捏脊

从尾椎至大椎提捏 3 遍，调节脾胃功能。

3. 穴位点按

中脘穴（消食）、足三里穴（健脾）、丰隆穴（化痰），每穴按揉 1 分钟，力度以儿童能够耐受为度。

（二）耳穴与敷贴

1. 耳穴贴压

取脾、胃、内分泌穴，用王不留行籽贴压。每日按压 3 次，持续 4 周，可降低食欲，减少摄入量。

2. 中药贴脐

苍术、白术、茯苓研末，调糊敷神阙穴。夜间贴敷，晨起去除，连用 2 周，可渗湿利水，促进体内痰湿外排，改善痰湿体质。

（三）家庭简易疗法

1. 足浴

取艾叶 10g，生姜 5 片，煮水，足浴 15 分钟，每周 3 次，可温阳化湿。

2. 刮痧

沿膀胱经（背部）轻刮，每周 1 次，可改善痰湿体质。

五、注意事项

1. 可以通过游戏化设计、家庭参与（如亲子共练八段锦）、阶段性奖励（如健康积分兑换）等方式提高儿童的长期坚持率。

2. 避免过度节食（影响生长发育）。

3. 推拿手法须轻柔，皮肤破损处禁用刮痧疗法。

中医干预儿童肥胖须以"治未病"思想为指导，通过起居调摄、食疗、趣味运动、经络外治等多元化手段，兼顾儿童的生理与心理需求，最终实现"调体质、控体重、防疾病"的综合目标。

学生党：空闲时间锻炼法

一、起居调理

1. 规律作息

中医强调"天人相应"，主张起居应顺应自然的昼夜节律。建议学生们每天 22：30 前入睡，并安排 20 ～ 30 分钟的午休；学龄儿童的睡眠时间最好在 8 小时以上，青少年不少于 7 小时。家长应监督孩子睡前避免使用电子产品，避免熬夜学习或玩手机，并给孩子营造安静的睡眠环境。

2. 减少久坐时间

在学习任务繁重的情况下，学生们可以在课间站立活动或进行简单的拉伸以避免久坐对身体造成损害；放学后减少静态娱乐时间（如看电视、玩电子游戏等），多进行动态娱乐（如慢走、慢跑等）。建议每日久坐时间不超过 2 小时。

3. 注重环境因素

避免置身于潮湿环境中，以免加重痰湿情况。践行"中医起居口诀"，如"春捂秋冻""头凉脚暖"等，增强自我调节意识。

二、饮食调理

1. 中医营养知识普及

了解"四性五味"理论，并在日常生活中进行实践，提高主观能动性。如肥胖多属痰湿体质，宜选择性平、味甘淡的食物

（如薏苡仁、山药等），减少肥甘厚味食物（油炸食品、甜食）的摄入。

2. 三餐结构调整

早餐：增加谷物（如小米粥）和蛋白质，占全天热量的 30%。

午餐：搭配蔬菜（清热利湿，如冬瓜）和优质蛋白（如鱼肉），占全天热量的 40%。

晚餐：选择清淡易消化（如杂粮粥）的食物，占全天热量的 30%。避免睡前加餐。

3. 食疗方推荐

针对痰湿型肥胖，可饮用荷叶山楂茶（荷叶 5g，山楂 10g），或食用茯苓粥（茯苓粉 10g，粳米 50g）以健脾祛湿。

三、运动调理

1. 充分利用空闲时间

可选择步行上下学，以及爬楼梯代替乘电梯，每周进行 3 次有氧运动（如快走、游泳等），每次 30 分钟以上。

2. 个性化运动处方

肥胖学生可选择有氧运动（如跳绳、慢跑等）结合抗阻训练（如弹力带、自重深蹲等）；有肥胖风险的学生可进行适当强度的有氧和无氧训练。

3. 中医功法助力减重

在周末休息时，可以进行各种养生功法的练习，如马王堆导引术、八段锦、太极拳等，以强身健体，有效减重。

四、经络调理

1. 穴位按摩

每日按压丰隆穴、中脘穴各 3 分钟，以促进脾胃运化、祛痰湿。

2. 耳穴贴压

选取饥点（耳屏根）、内分泌、三焦等耳穴，用王不留行籽贴压。餐前按压，可抑制食欲，每 3 天更换 1 次。

3. 足浴调理

睡前用艾叶和生姜煮水泡脚 15 分钟，能够促进气血循环，改善新陈代谢。

五、综合干预要点

1. 结合学生年龄特点

小学生以游戏化活动为主（如穴位贴纸闯关），高年级学生可增加自主管理模块。

2. 行为矫正

先传授相关的健康知识，再鼓励学生们在行为上进行改变。

3. 长期追踪

以 1～2 年为干预周期，动态调整方案，避免短期反弹。

4. 避免过度干预

学生群体面临学业繁重、身体疲惫、心理压力大等问题，在进行体重干预的同时，也需要关注他们的心理状态。

准妈妈必修课：孕前调理 + 孕期体重控制

一、孕前期、孕期肥胖的危害

近年来，我国妇女孕前期肥胖比例持续上升。这不仅会增加妊娠并发症（如妊娠高血压、妊娠糖尿病）、新生儿不良结局（如早产、胎儿畸形）的发生风险；而且在孕期，妇女若继续过度摄取营养，还会进一步加重肥胖程度，可能诱发更多的健康问题。孕前期妇女 BMI 分类及孕期体重总增长推荐值见表 4-1。

表 4-1　孕前期妇女 BMI 分类及孕期体重总增长推荐值

孕前期 BMI 分类（kg/m²）	总增长值（kg）
低体重（BMI < 18.5）	11.0 ～ 16.0
正常（18.5 ≤ BMI < 24.0）	8.0 ～ 14.0
超重（24.0 ≤ BMI < 28.0）	7.0 ～ 11.0
肥胖（BMI ≥ 28.0）	5.0 ～ 9.0

因为孕前期妇女体重尚无明显变化，因此仍符合 BMI 计算公式，即孕前期 BMI 值＝孕前体重（kg）÷ 孕前身高（m）²。

二、起居调理

1. 居住环境

应保持空气流通和适宜的湿度，避免接触二手烟、甲醛等；夏季避免直吹空调，冬季注意保暖；保证自然光照，减少持续性噪声，防止心情压抑、烦躁。

2. 睡眠

建议每天的睡眠时间保证在 7 ～ 9 小时，白天可小憩 20 ～ 30 分钟，避免熬夜，同时减少使用电子产品的时间。

三、饮食调理

1. 营养均衡

（1）食物种类多样化，粗细搭配。

（2）适量多吃蔬菜、水果和薯类，这些食物中含有丰富的叶酸（如茼蒿、菠菜）、铁（如猪肝、海带）、纤维素（如柚子、香蕉）等营养素，对孕妇的健康大有裨益。

（3）及时补充蛋白质（如鸡蛋、瘦肉、豆制品）。

2. 少食多餐

建议孕妇采用"三餐两点"的饮食模式，三餐指的是早餐、午餐、晚餐；两点指的是两次点心。将孕妇每天需要摄入的营养成分，分配到每餐中。

3. 避免不良饮食

忌烟忌酒，减少咖啡因（如奶茶、咖啡）的摄入，不吃夜宵。

切忌过度进补，注意控制每餐摄入的热量，以预防妊娠糖尿病和妊娠高血压。

四、运动调理

1. 孕前期

运动方式：选择相对和缓的运动方式，如太极拳、八段锦、慢跑、快走等。

频率：每周 3 ～ 5 次，每次约 30 分钟。

作用：帮助控制孕前体重，降低肥胖发生率，改善心肺功能。

2. 孕期

运动方式：可选择低冲击有氧运动，如散步，或者孕期瑜伽、普拉提等。

频率：任选其中之一，每周 3 ～ 5 次，每次 10 ～ 30 分钟。

作用：促进代谢，减少脂肪堆积，调节血糖，降低妊娠糖尿病风险。

3. 注意事项

（1）以安全、舒适为前提，避免高强度运动，尤其是在孕期，运动时要避免腹部受压和跌倒。

（2）要摆正心态，不要操之过急。孕期体重增加是正常的生理现象，孕妇与宝宝的健康才是最重要的。

五、经络调理

1. 选穴

（1）足三里穴

取穴：膝盖外侧凹陷下 3 寸（约 4 横指）。

作用：增强脾胃功能，调节新陈代谢。

（2）内关穴

取穴：腕横纹上 2 寸（约 3 横指），两筋之间。

作用：调节食欲，缓解孕吐和水肿。

2. 操作

用指揉法，轻揉地点按每个穴位，每个穴位每次 3 ～ 5 分钟。

温馨提示　文中所提到的运动方法和经络按摩需要根据个人体质进行调整，如有不适，应立即停止，建议在专业中医师的指导下进行。

老年养生瘦：低强度运动 + 食养双保险

一、起居调理

1. 规律作息，养阳气

老年人因脏腑功能衰退，阳气渐弱，易出现代谢慢、痰湿堆积等问题。中医学认为，阳气是人体代谢的原动力，与脾、肾两脏关系密切。老年人作息紊乱会直接损伤阳气，加剧痰湿内阻情况，形成"越虚越胖"的恶性循环。因此，老年人更应遵循"日出而作，日落而息"的古训，早睡（21：00 ～ 22：00）以养阴，早起（6：00 ～ 7：00）以升发阳气；避免熬夜，因为熬夜会耗伤肾阴，可能导致虚火上炎，进而引发食欲亢进。

2. 避寒保暖，防湿邪

老年人卫气不足，要注意腰腹部和关节的保暖，避免久居潮湿环境。夏季勿贪凉饮冷，空调温度宜高于 26℃，以防止寒湿困脾，加剧痰湿积聚。

3. 情志调畅，疏肝气

肝郁克脾易致痰湿内生，因此，可引导老年人培养书法、园艺等静心爱好，可于晨起拍打两胁肋部（期门、章门穴区域）以调畅气机。

二、饮食调理

1. 饮食时间

辰时（7：00—9：00）胃经当令时进食早餐，未时（13：00—15：00）小肠经当令时避免摄入油腻食物。

2. 饮食禁忌

忌生冷（冰饮）、黏腻（糯米制品）、高糖（糕点）食物，烹饪方式以蒸、煮为主，少用油炸。

3. 推荐药膳

（1）健脾利湿：如茯苓山药粥（茯苓 20g，山药 50g，粳米 50g）、薏米赤小豆汤（另加 3 片生姜以温中）等。

（2）消脂通便：如山楂决明子茶（山楂 10g，决明子 5g；阴虚者加枸杞子 5g）、凉拌黑木耳（另配少许姜丝）等。

（3）补肾助阳：如杜仲煲猪腰（肾阳虚者适用）、核桃芡实小米粥等。

（4）分型调理示例如下：

①脾虚痰湿型（便溏、舌苔白腻），可用陈皮 10g，白术 15g，沸水冲泡，代茶饮。

②阳虚水泛型（畏寒肢冷），可用肉桂 3g，干姜 5g。上药煮水，冲服茯苓粉 5g。

三、运动方案

（一）传统导引术

1. 八段锦

重点练习"调理脾胃须单举""双手攀足固肾腰"，每日 1 ～ 2 遍，通过调整气机增强脾肾功能。

2. 五禽戏

模仿熊戏（晃腹运脾）、鹤戏（单腿平衡）以健脾胃、利三焦。

（二）个性化运动强度

1. 气虚型

以散步为主（每日 6000 步），配合深呼吸（吸 4 秒，呼 6 秒），避免大汗伤津。

2. 痰瘀型

快走配合拍打胆经，以促进气血运行。

（三）时辰养生法

巳时（9：00—11：00）脾经当令时摩腹（顺时针 36 圈＋逆时针 24 圈），酉时（17：00—19：00）肾经当令时踮脚提肛（每次 30 下），以固先后天之本。

四、经络调理

（一）基础配穴

中脘穴（健胃）、丰隆穴（化痰）、阴陵泉穴（利湿），每穴艾灸 10 分钟，隔日 1 次。

阳虚者加灸命门穴和关元穴，以培元固本。

（二）推拿点穴

1. 腹部推拿

晨起空腹揉按天枢穴和大横穴各 3 分钟，配合"清胃经"手法（从梁门穴向气海穴推按）。

2. 耳穴贴压

取饥点穴，用王不留行籽贴压，餐前按压以抑制食欲。

第四章

精准医学，个性调养：针对不同
体质人群的减重方案

气虚质：一动就累的"虚胖子"

一、气虚质肥胖人群的临床表现

气虚质是以元气不足、脏腑功能低下为主要特征的体质状态。气虚质肥胖者常表现为身体肥胖，气短懒言，语声低怯，精神不振，容易疲乏，易出汗，且活动后上述症状加重，劳累后尤为明显。

二、气虚质肥胖人群的体重管理原则

坚持以预防为主，以防治结合，未病先防、既病防变为调理原则，益气健脾、增强体质为基本治法，通过体重管理改善和纠正偏颇体质，尽可能将体质调整至稳定的平和状态。

三、气虚质肥胖人群的体重管理方法

（一）饮食调理

选用入脾、胃经，具有健脾补气功效的温性或平性食材，如粳

米、南瓜、香菇、山药、莲子、茯苓、桂圆、荔枝、樱桃、牛肉、鸡肉、鲤鱼、鲫鱼等。忌食性凉或寒的食材，如绿豆、冬瓜、苦瓜、西瓜、柚子等。

（二）加强体育锻炼

建议以八段锦、太极拳、马王堆导引术等动作舒缓柔和的传统功法为主要运动项目。应避免剧烈运动，因大汗伤津，气随津脱，反而会加重气虚症状。

（三）生活起居管理

保证充足的睡眠，不熬夜，尤其是在夏季，中午应适当小憩；平时注意保暖；此外，保证每日早餐营养均衡也很重要。

（四）中医药调理

1. 食养调理

（1）山药冬瓜汤

【原料】山药 250g，冬瓜 125g。

【制法】山药、冬瓜去皮，洗净，切块，放入锅内，加水 500mL，用大火烧沸后改用小火煮 10 分钟，再加入少许盐和葱花即成。

（2）人参莲薏汤

【原料】人参 10g，莲子 10 个，薏苡仁 20g，冰糖适量。

【制法】莲子去心，人参浸软切片，与薏苡仁一起放入碗内，加入清水和冰糖，隔水蒸炖 1～2 小时。

2. 经络调理

（1）针刺：取气海穴和关元穴，用补法。

（2）穴位按摩 / 贴敷：按揉或者中药穴位贴敷任脉的气海穴、中脘穴，以及胃经的足三里穴。

阳虚质：手脚冰凉的"冷胖子"

一、阳虚质肥胖人群的临床表现

阳虚质是指以畏寒肢冷及脏腑功能减退等虚寒表现为主要特征的体质状态，阳虚质肥胖以脾肾阳虚型较为多见。气损及阳，脾肾阳气受累，气化和温煦功能失职，水湿等代谢产物在体内蕴积日久而发为肥胖。此类肥胖人群常表现为形体肥胖，易疲劳，四肢不温，甚或四肢冰冷，喜食热饮，小便清长，舌淡胖、苔薄白，脉沉细。

二、阳虚质肥胖人群的体重管理原则

坚持以预防为主，以防治结合，未病先防、既病防变为调理原则，补益脾肾、温阳化气为基本治法，通过体重管理改善和纠正偏颇体质，尽可能将体质调整为稳定的平和状态。

三、阳虚质肥胖人群的体重管理方法

（一）饮食调理

选用入脾经、肾经，具有补脾肾功效的温性或平性食材，如山药、板栗、芡实、枸杞子、桑椹、樱桃、桂圆、白果、核桃、黑芝麻、羊肉、鸽子蛋、鸽子肉、海参、淡菜、枸杞菜、银耳等。忌食生冷海鲜及性寒凉的蔬果，如荸荠、柿子、生萝卜、生黄瓜、西瓜、甜瓜等。

（二）加强体育锻炼

建议以太极拳等能够升举阳气、培元固本的传统功法为主要运动项目。

（三）生活起居管理

阳虚质肥胖人群在生活起居方面，应早睡早起，适量锻炼，避免寒冷刺激，多在阳光下运动，皆以培补阳气为宜。

（四）中医药调理

1. 食养调理

（1）当归生姜羊肉汤

【原料】当归 20g，生姜 30g，羊肉 500g，黄酒、食盐等调味品各适量。

【制法】当归洗净，用清水浸软，切片备用；生姜洗净，切片备用；羊肉剔去筋膜，放入开水中略烫，除去血水后捞出，切片备用。将当归、生姜、羊肉一同放入砂锅中，加入清水、黄酒煮沸后撇去浮沫，加入食盐等调味品，改小火炖至羊肉熟烂即可。

（2）姜桂红茶

【原料】红茶 5g，桂圆 5g，生姜 3g，白术 5g，大枣 3g。

【制法】沸水浸泡，或用养生壶煮 15 分钟，代茶饮。

2. 经络调理

（1）艾灸：取关元、气海、命门、中脘等穴位。可选择火龙灸、热敏灸、脐灸、壮医药线点灸、灵龟八法开穴灸等灸法以提升人体阳气。《黄帝内经》中提出了"春夏养阳"的养生理念，而冬病夏治的三伏灸疗法就是这一理念的典型实践。其强调在春夏阳气旺盛的时期进行分阶段调理，以达到较好的治疗效果。

（2）针刺：取命门、肾俞、腰俞、腰阳关、太溪、气海、中脘、中极、足三里、三阴交等穴位，多用补法，可用温针灸。

（3）耳穴贴压：取肾、心、肝、脾、神门、皮质下和交感等耳穴。对于脾肾阳虚型肥胖并发高脂血症人群，以及脾肾阳虚型肥胖伴更年期综合征人群，可使用耳针埋压联合温针灸疗法。

痰湿质："喝水都胖"的"湿胖子"

一、痰湿质肥胖人群的临床表现

痰湿质是以痰湿凝聚、黏滞重浊为主要特征的体质状态。痰湿质肥胖人群除形体肥胖外，常表现为身体沉重，肢体困倦，脘痞胸闷，头晕，口干不欲饮，喜卧懒动，舌胖、苔白腻，脉滑。

二、痰湿质肥胖人群的体重管理原则

坚持以预防为主，以防治结合，未病先防、既病防变为调理原则，化痰利湿、理气消脂为基本治法，通过体重管理改善和纠正偏颇体质，尽可能将体质调整为稳定的平和状态。

三、痰湿质肥胖人群的体重管理方法

（一）饮食调理

饮食调理以化湿运脾为原则，选择具有燥湿健脾、利水渗湿功效的食材，如赤小豆、绿豆、薏苡仁、白扁豆、荷叶、冬瓜、茯苓等。忌食荤腥油腻及大枣、糯米、百合、银耳、阿胶、酒等助湿生痰之品。

控制糖类的摄入量。建议将每天的游离糖摄入量降至总能量摄入的 10% 以下，甚至进一步降低到 5% 以下（或每天约 25g）。

（二）加强体育锻炼

运动方面，以快步走、慢跑、羽毛球等能够接受阳光照射的户外活动为主要运动项目。

（三）生活起居管理

生活起居方面，合理作息，保持居室干燥。

（四）中医药调理

1. 食养调理

（1）红豆薏米芡实粥

【原料】薏苡仁 30g，赤小豆 30g，芡实 10g。

【制法】赤小豆和芡实提前浸泡 2 小时以上，薏苡仁炒至微黄色。将处理好的食材一同放入锅中熬煮，可加入适量冰糖调味。

（2）鲫鱼豆腐汤

【原料】鲫鱼 250g，豆腐 250g，生姜、葱、盐、料酒、淀粉等各适量。

【制法】将处理好的鲫鱼抹上料酒，用盐腌渍 10 分钟。油锅加热后，慢火将鱼煎至两面呈金黄色，然后加姜丝和适量水，小火炖约 25 分钟，放入豆腐片，调味后用水淀粉勾芡，撒上葱花。

2. 经络调理

（1）针刺：取丰隆、阴陵泉、足三里、解溪等穴位，根据实际情况采用虚实补泻手法。

（2）穴位按摩/贴敷：可选取三焦经的支沟和胃经的水道、丰隆、上巨虚等穴位。

湿热质：黏糊爆痘的"油胖子"

一、湿热质肥胖人群的临床表现

湿热质是以湿热内蕴为主要特征的体质状态。湿热型肥胖人群主要表现为体倦乏力，身体困重，胸脘痞闷，消谷善饥，尿短而赤，口苦、黏腻，舌苔黄腻，脉弦滑或濡数。

二、湿热质肥胖人群的体重管理原则

坚持以预防为主，以防治结合，未病先防、既病防变为调理原则，清热利湿、理气消脂为基本治法，通过体重管理改善和纠正偏颇体质，尽可能将体质调整为稳定的平和状态。

三、湿热质肥胖人群的体重管理方法

（一）饮食调理

饮食调理应以清热利湿、理气消脂为原则，选择具有清热利湿等功效的食材，如绿豆、薏苡仁、苦瓜、黄瓜、苦菜、丝瓜、莲藕、生菜、绿豆芽、白萝卜、茄子、梨、柚子、西瓜、草莓、西芹、菠菜、荠菜、马齿苋、蘑菇、玫瑰花、菊花、决明子、茵陈等。食疗方如凉拌苦瓜、凉拌脆藕、荷塘小炒、蒜泥茄子、芹菜羹、凉拌菠菜、菊花茶、决明子茶、茵陈茶等。忌食温热性食物，如辛辣之品，包括辣椒、花椒、洋葱、大蒜、芥末、胡椒、生姜等，以及肥甘厚味。辛辣及高热量食物会助火生热，不宜多食。

（二）加强体育锻炼

快走是一种既可行又安全的运动方式。在日常生活中，应尽量减少静坐时间，也可在静态生活间隙穿插做操、家务劳动等体力活动。

（三）生活起居管理

避免居住在低洼潮湿的地方，居住环境宜干燥、通风。避免熬夜，保证充足而有规律的睡眠。避免过于劳累。在盛夏暑湿较重的时期，减少户外活动的时间。

（四）中医药调理

1. 食养调理

（1）凉拌苦瓜

【原料】苦瓜 500g，熟植物油 9g，酱油 10g，豆瓣酱 20g，精盐 2g，辣椒丝 25g，蒜泥 5g。

【制法】将苦瓜纵向一剖为二，去瓤，洗净后切成宽约 1cm 的长条状。把切好的苦瓜条放入沸水中焯烫片刻，捞出，迅速浸入提前备好的凉开水中进行冷却。待苦瓜凉透后捞出，沥干多余水分。将苦瓜条与辣椒丝和精盐混合，控出水分后，加入酱油、豆瓣酱、蒜泥和熟油搅拌均匀即可。

（2）普洱祛湿茶

【原料】普洱茶 10g，陈皮 6g，炒莱菔子 5g，玉米须 5g。

【制法】沸水浸泡 20 分钟，即可饮用。

（3）山楂荷叶决明茶

【原料】陈皮 10g，荷叶 5g，山楂 10g，甘草 10g，决明子 10g，三七花 3g。

【制法】沸水浸泡 20 分钟，即可饮用。

2. 经络调理

（1）针刺：取小海、曲池、前谷、下巨虚、支沟、阴陵泉等穴位，针法以泻法为主。

（2）穴位按摩/贴敷：取曲池、足三里等穴。

附录　常用穴位示意图

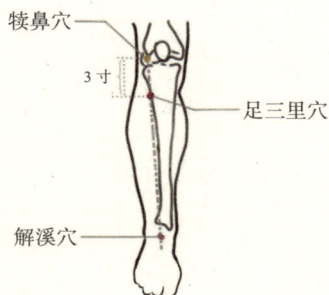

牍鼻穴
3 寸
足三里穴
解溪穴

附图 1　足三里穴

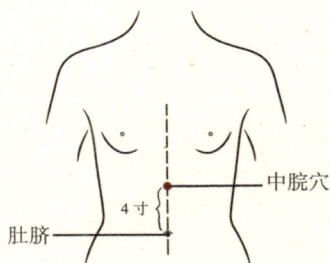

中脘穴
4 寸
肚脐

附图 2　中脘穴

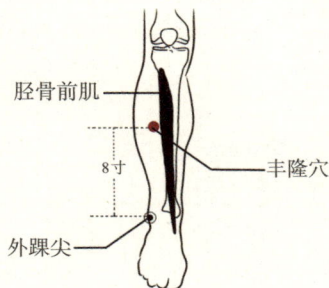

胫骨前肌
8 寸
丰隆穴
外踝尖

附图 3　丰隆穴

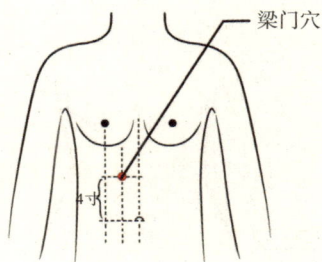

梁门穴
4 寸

附图 4　梁门穴

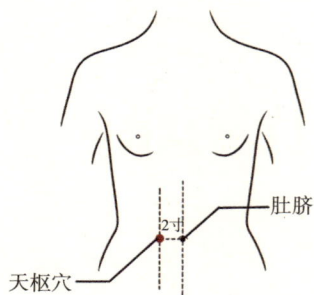

附图 5　天枢穴

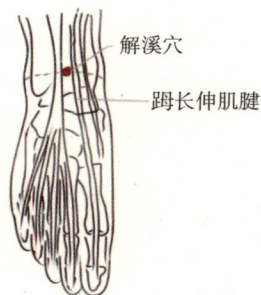

附图 6　解溪穴

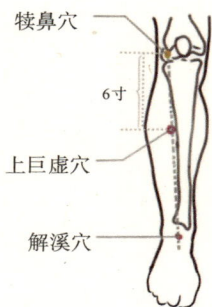

附图 7　上巨虚穴

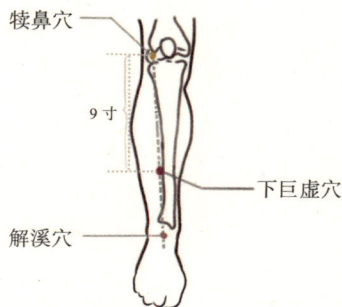

附图 8　下巨虚穴

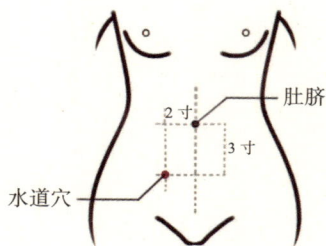

附图 9　水道穴

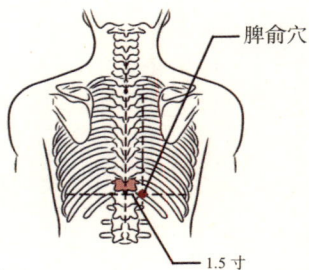

附图 10　脾俞穴

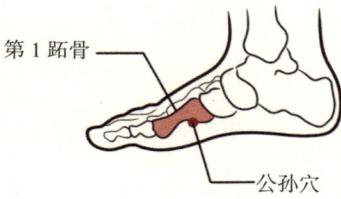

第 1 跖骨

公孙穴

附图 11　公孙穴

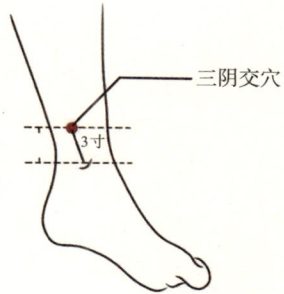

三阴交穴

3寸

附图 12　三阴交穴

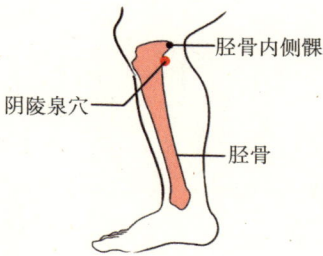

胫骨内侧髁

阴陵泉穴

胫骨

附图 13　阴陵泉穴

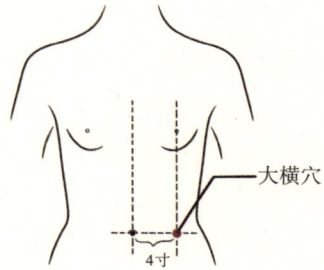

大横穴

4寸

附图 14　大横穴

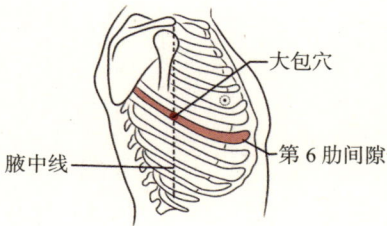

大包穴

腋中线

第 6 肋间隙

附图 15　大包穴

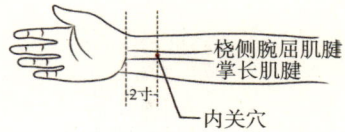

桡侧腕屈肌腱
掌长肌腱

2寸

内关穴

附图 16　内关穴

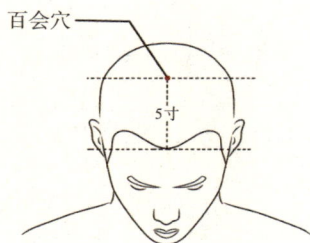

附图 17　百会穴

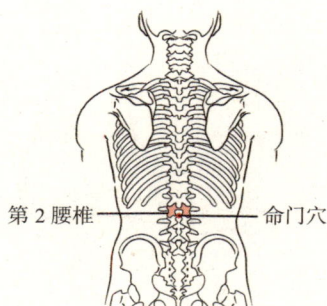

附图 18　命门穴

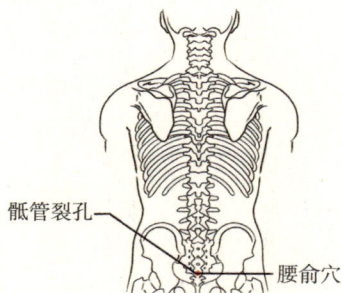

附图 19　腰俞穴

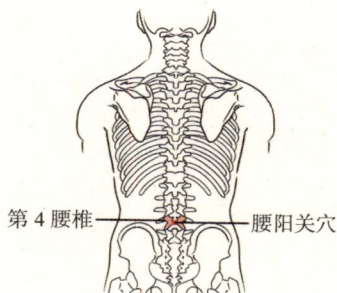

附图 20　腰阳关穴

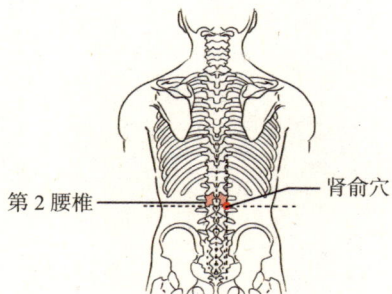

附图 21　肾俞穴

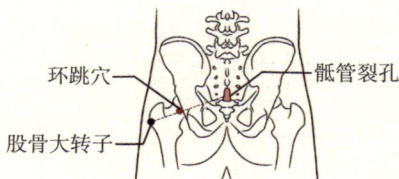

附图 22　环跳穴

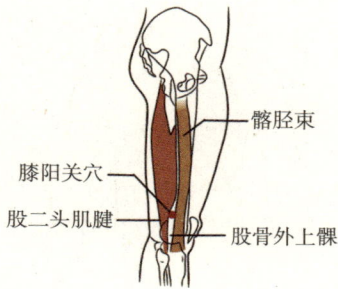

髂胫束

膝阳关穴

股二头肌腱

股骨外上髁

附图 23 膝阳关穴

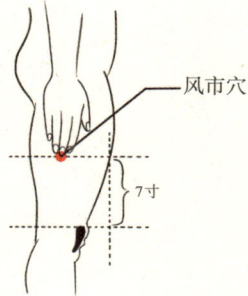

风市穴

7寸

附图 24 风市穴

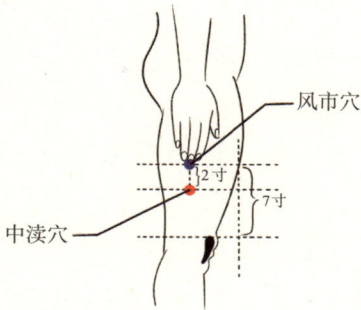

风市穴

2寸

中渎穴

7寸

附图 25 中渎穴

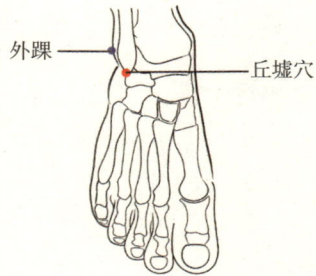

外踝

丘墟穴

附图 26 丘墟穴

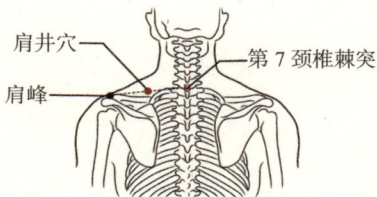

肩井穴

第 7 颈椎棘突

肩峰

附图 27 肩井穴

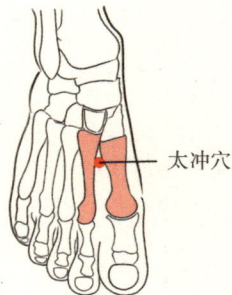

太冲穴

附图 28 太冲穴

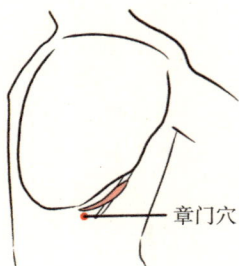

附图 29　章门穴

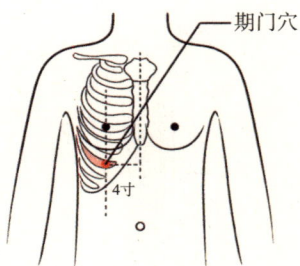

附图 30　期门穴

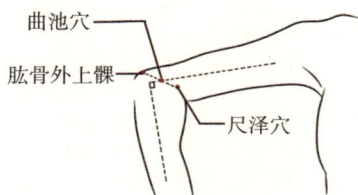

附图 31　曲池穴和尺泽穴

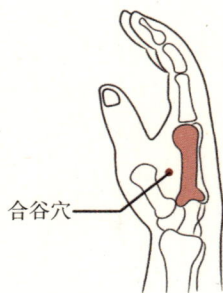

附图 32　合谷穴

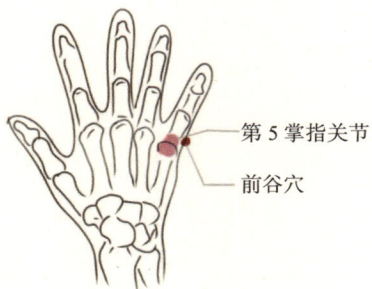

附图 33　前谷穴

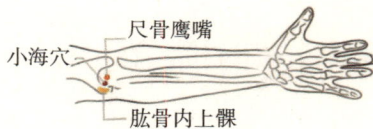

附图 34　小海穴

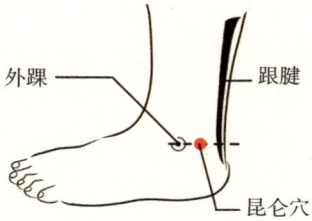

外踝　跟腱　昆仑穴

附图 35　昆仑穴

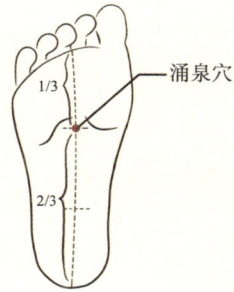

涌泉穴　1/3　2/3

附图 36　涌泉穴

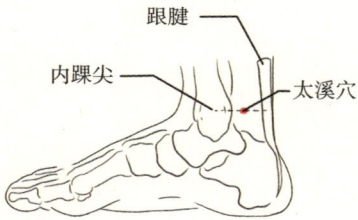

跟腱　内踝尖　太溪穴

附图 37　太溪穴

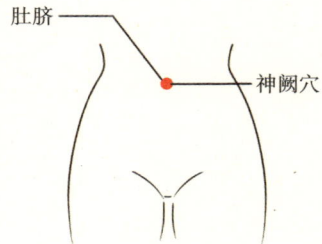

肚脐　神阙穴

附图 38　神阙穴

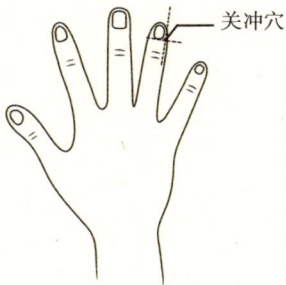

关冲穴

附图 39　关冲穴

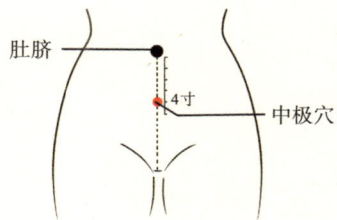

肚脐　4寸　中极穴

附图 40　中极穴

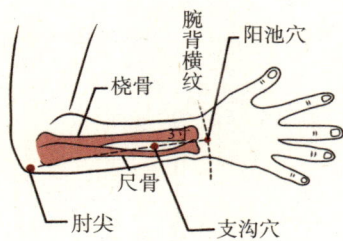

附图 41　阳池穴和支沟穴

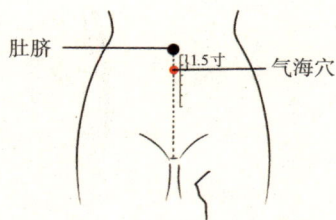

附图 42　气海穴

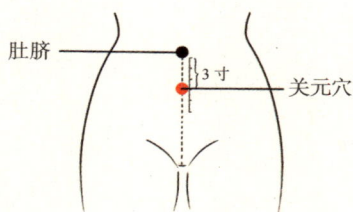

附图 43　关元穴

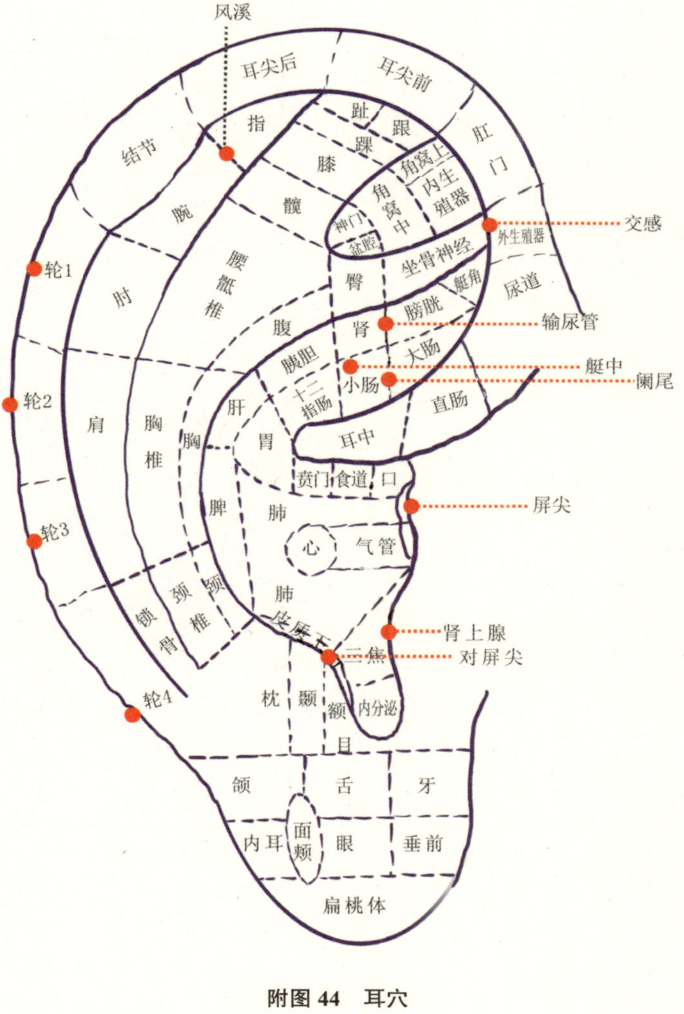
风溪
耳尖后
耳尖前
结节
指
趾
跟
踝
肛门
膝
角窝上
内生殖器
角窝中
腕
髋
神门
盆腔
交感
外生殖器
轮1
腰骶椎
坐骨神经
臀
艇角
尿道
肘
膀胱
腹
肾
输尿管
大肠
胰胆
艇中
十二指肠
小肠
阑尾
肝
直肠
轮2
肩
胸椎
胸
胃
耳中
贲门
食道
口
屏尖
脾
肺
心
气管
轮3
颈椎
颈
肺
锁骨
皮质下
肾上腺
三焦
对屏尖
轮4
枕
颞
额
内分泌
目
颌
舌
牙
内耳
面颊
眼
垂前
扁桃体

附图 44　耳穴